Cómo sané mi tiroides

Paula Walsh-Robles

holistic food chica

Contacto:
Paula Walsh-Robles:
503 888-2568
holisticfoodchica@gmail.com
www.holisticfoodchica.com
Facebook: Holistic Food Chica
Blog: www.holisticfoodchica@blodspot.com
Twitter: @paulatiroides

Cómo sané mi tiroides.

The content of this book is for general instruction only. Each person's physical, emotional, and spiritual condition is unique. The instruction in this book is not intended to replace or interrupt the reader's relationship with a physician or other professional. Please consult your doctor for matters pertaining to your specific health and diet.

ISBN Numbers:
978-0692545669
0692545662
Printed in the United States of America
Second Printing 2016

El contenido de este libro es solamente de instrucción general. Cada persona tiene condiciones físicas, emocionales y espirituales únicas. Las instrucciones en este libro no pretenden cambiar, sustituir, reemplazar o interrumpir las instrucciones y relaciones del lector con su doctor o personas relacionadas con el ámbito médico. Si el lector tiene preguntas acerca de su condición y dieta, por favor consultar con su doctor.

ISBN:
978-0692545669
0692545662
Libro impreso en Estados Unidos de América

Segunda Edición

Las principales razones que me motivaron a seguir adelante y lanzar esta segunda edición de mi libro, fueron la posibilidad de corregir las faltas ortográficas y ordenar el libro, de esta forma, se podrá leer mejor.

Durante la primera edición fue muy complicado para mí trabajar con 2 editoras que no hablaban mi mismo idioma y utilizar un programa de edición en inglés, al cual no le importó cuantas correcciones hiciéramos, seguía cambiando las palabras.

Otra de las razones fue la fantástica y positiva recepción que tuvo y sigue teniendo mi libro.

Me alegra muchísimo poder compartir mi experiencia personal con mis lectores y de esta forma, dar esperanzas e información básica para poder superar este tipo de enfermedades categorizadas como "no curables".

Le doy gracias infinitas a mi clienta graduada de mi programa Soledad Menares Armijo, por ofrecer su tiempo, opinión y amor a mi proyecto.

Gracias y cariños.

Dedicatoria

Este libro está dedicado a todas las personas que sufren de enfermedades a la tiroides. Especialmente a las que no han encontrado ninguna solución, y a las que están sumamente confundidas con toda la información que hay en los sistemas gratuitos de la web.

El trabajo de la tiroides es sumamente personal y diferente para cada persona. Aquí va la información y los fundamentos básicos de mi protocolo.

Espero que incorpores los cambios de uno en uno en tu vida, sin estrés y que llegues a conocer tu cuerpo, para que de esta forma puedas tomar control de tu enfermedad y así no permitir que ninguna persona te diga cómo te debes sentir.

¡TÚ ERES ÚNICA, Y FUERZAS QUE SÍ TE PUEDES MEJORAR!

Agradecimientos

Primero que todo, estoy muy agradecida de mis enfermedades, sin ellas este libro no existiría.

Toda mi gratitud a mi marido Wally, al cual amo mucho y le agradezco profundamente por darme el espacio, apoyo, paz, seguridad y el tiempo para poder desarrollar este proyecto, el cual me sustrajo completamente de nuestra vida familiar. A nuestra familia de cuatropatas, Pablo y Oliver, por el amor incondicional y compañía que los animales dan.

Tengo mucho que agradecer, a mi abuela Marta, que ya lleva mucho tiempo dando vueltas por el universo, ella está muy presente en mi vida diaria. Mi Madre, la cual amo y admiro por su gran calma y valentía de haber dejado a su hija menor irse de país. A mi hermano Toño y hermana Claudia, sus familias y fantásticos sobrinos y sobrinas, especialmente a Clara, la que me ayuda en mi trabajo. A mis primos y mi tía Carmen, la más poeta de todos y su rica comida.

Muchas gracias a mi amiga y editora en Santiago Chile, Dacia Danielle Egas Pourailly, por todo el apoyo, sutileza y tiempo invertido en este proyecto.

Mi amiga y editora Una Boyle de Long Beach Washington, USA por todo su trabajo, amor, amistad y por el diseño del libro.

Mi fantástica doctora Susan Allen.

Mi fotógrafa Kristen Francis.

A mis clientes, seguidores de mi blog y en Facebook, gracias por todas las preguntas, amor y curiosidades.

A cada persona enferma de la tiroides, que cada día se siente mal, espero que este libro les ayude y se sientan mejor, más saludables, acompañados y acogidos.

Gracias a mi curiosidad.

Introducción

Conocí a Paula cuando teníamos 4 años, éramos compañeras en Pre-kinder. Pasábamos nuestros recreos colgadas de los sauces y jugando con el Aco, que era el perro mascota del colegio amigo de José, el cuidador, quien mantenía una huerta muy prolija al lado de nuestra sala de clases, creo que esa fue nuestra primera aproximación a la tierra. Todavía recuerdo lo hermosas que se veían las plantas de habas florecidas.

Lamentablemente la vida nos separó, pero no fue por mucho tiempo, volvimos a reunirnos en quinto año básico para luego separarnos nuevamente cuando me fui a México y juntarnos a mi regreso. Luego la dejé de ver cuando salimos de 4° año medio, pero gracias a las Tic´s nos reencontramos hace algunos años, y empezamos a compartir nuestro interés por lo natural y la alimentación sana. Puedo decir que tuve el honor de verla crecer como profesional, aún recuerdo cuando me contó que abriría su blog, estaba tan emocionada. Por eso cuando me llamó para contarme del proyecto de su libro, me encantó y acepté inmediatamente apoyarla, así fue que terminé metida en esto y les puedo decir que ha sido una tremenda experiencia, aprendí muchísimo, tiene un lenguaje fácil, es de rápida lectura y además certero. En general, pienso que no hay nada más difícil que aprender de experiencias ajenas, pero Paula lo hace fácil y entretenido. La información que entrega es la necesaria para que puedas decidir tomar tu salud en tus manos, pero siempre recordándote que debes recurrir a los especialistas y que debes educarte sobre los problemas que te afectan porque, finalmente, eres tú quien se hará cargo de llevar adelante tu propio protocolo.

Gracias Paula por haberme invitado a ser parte de tu camino, un abrazo.

Dacia

Cuando era niña

Unos años después de haber egresado del colegio, tomé la decisión de salir volando de Chile. Lo recuerdo como si fuera hoy, fue una tarde después de hablar con mi amiga Andrea, ella ya estaba viviendo en USA y me invitó a quedarme en su casa.

En esos tiempos sentía que mi vida en Chile no tenía futuro alguno, estaba sin dirección y no había ningún tipo de pasión en mí. Para poder entender esto, es obvio que tengo que hablar de mi infancia.

Soy la menor de mi familia, tengo 6 y 8 años de diferencia con mis hermanos y mucho más con mis primos. Crecí más bien sola, con la nana que me gritoneaba y pegaba por todo, y con mi abuela adorada.

Mis padres se separaron cuando yo tenía 10 años. Viéndolo desde la distancia que dan los años, estoy segura que fue ahí donde me quedó la cagada y el CHOCOLATE se convirtió en el AMOR de mi vida. Él curaba todas mis soledades y abandonos.

De un día para otro, el mundo de esta familia de 5 personas, que vivía en una casa gigante y muy cómoda en el barrio alto de Santiago, y cuya máxima preocupación eran los posibles ladrones y las personas que atropellaban cruzando la calle, desapareció sin que nadie me avisara.

Pueden tal vez no creerme, pero el día que mis padres decidieron separarse fue el día que apareció la muralla en la mitad de la casa, así de simple. La situación fue tan loca, que salí en la mañana al colegio y cuando llegué en la tarde y abrí la puerta, ahí estaba ella sólida, de ladrillos, visible y cierta, simplemente separando la casa por la mitad. Una mitad para mi papá y la otra para nosotros con mi mamá. Según palabras textuales de mi padre: "Cada uno en su lugar".

La muralla corría por la mitad del living, la cocina y el patio. Si yo quería ir a lo que era la pieza de mis papás o sacar algo del refrigerador, básicamente tenía que salir a la calle, dar la vuelta a la esquina y entrar por la otra puerta o pasar por el jardín de adelante.

Siempre supe que mi papá era diferente, pero cuando uno es cabra chica, las cosas se ven de otro color, para mí él era mi ídolo, especialmente porque yo era el conchito.

Durante meses de despelotes entre mis papás y discusiones por plata y pensión alimenticia, mi mamá decidió que lo mejor era arrendar la mitad de la casa y que nos fuéramos a la casa chica, donde vivíamos anteriormente, la casa de mi abuela.

Una vez que nos cambiamos de casa, fue cuando mi memoria comenzó a bloquear lo que pasaba. Había tanto estrés, que mi mecanismo de supervivencia, con el fin de lidiar con todo lo que estaba sucediendo, simplemente decidió poner todas las memorias y recuerdos en un lugar profundo en mi cerebro, guardándolas para el futuro.

Es por eso que no me acuerdo de los detalles, y que sólo les puedo contar generalidades, pero bien, en ese momento y hoy lo importante era que mi papá nos abandonó, dejándonos cero pesos para comer, luz, teléfono, etc. Lo único que se mantuvo inalterable fue mi colegio, todo el resto cambió drásticamente.

Después de muchos años puedo decir que soy hija de un padre abandonador y de una madre tremendamente fuerte y suave a la vez, que me eduqué en un colegio cuico y que finalmente más padre fue mi abuela que es la que ahora me motiva en la vida. No sé si les pueda traspasar la emoción que siento al hablar de ella, fue increíble estar a su lado y crecer bajo sus reglas, acogida por amor y regaloneada con el olor de sus comidas.

Hasta este momento no he conocido a nadie tan fuerte, poderosa, excelente dueña de casa, cocinera, trabajadora, divertida y buena para tomar, jajajaja, ¡pucha que le gustaba el carrete!

Uno de los recuerdos más divertidos que tengo de esos tiempos de mi abuela eran nuestros tratos y secretos. Ella fue una de las grandes impulsoras de mi capacidad para hacer amigos y crecer, eso sí siempre bajo su suave y discreta supervisión. Por ejemplo, recuerdo esos días que con mis amigos nos escapábamos del colegio y pasábamos a la botillería para irnos a mi casa a carretear, y como mi abuela me cubría las espaldas siempre que llegáramos con cerveza para ella. Ese era el trato, y si no llegábamos con la cerveza sabíamos que mi mamá se enteraría.

Como pueden ver, no soy un ángel y tengo un pasado tremendamente divertido y bien vivido, puedo asegurarles que en mi presente sigo divirtiéndome, pero ahora de otras formas.

Sería honesto decir que cuando me gradué del colegio no tenía idea qué estudiar y de haberlo sabido y querido tampoco podría haberlo hecho porque no teníamos plata para pagar mis estudios. Fue súper difícil ser el concho, especialmente con mis hermanos. Ellos son y eran extremadamente inteligentes y siempre desde que me acuerdo sabían lo qué querían estudiar y hacer en la vida.

Siempre compitieron entre ellos, era súper normal verlos intentar demostrar que uno era más inteligente que el otro, quién tenía las mejores notas, quién era el mejor conmigo, etc. La competencia entre ellos llegó a ser tan fuerte, que incluso llegaron a pelearse al nivel de pasar años sin hablarse quedando yo, nuevamente, metida en la mitad de un conflicto, pero ahora como paloma mensajera.

Como ustedes ya pueden imaginar, estos eventos marcaron mi vida de una forma muy fuerte, aprendí desde chica a ser estresada, buscar amor en el chocolate y no sentir mi cuerpo, me desapegué de mí misma y me dejé de sentir.

También haber vivido el golpe militar fue duro para mí. Todas las imágenes y sonidos a los que fui expuesta me persiguieron en mi vida adulta, hasta que fui a terapia y me diagnosticaron con PTSD (Síndrome Post Traumático). No entendía porqué cada vez que veía a un militar, las manos me sudaban y me dolía el estómago.

Todo esto si bien sucedió hace ya muchos años, es parte de la Paula que les escribe ahora, de la que soy y de la que estoy agradecida de ser.

Antes de venirme a Estados Unidos, tuve muchos trabajos, fui mesera, asistente de producción, también trabajé en el guardarropía en una discoteque famosa de los ´80 donde aprovechaba de vender cigarros y dulces.

Luego me puse a trabajar en la producción de un programa infantil, en el cual el protagonista había salido rápidamente de Chile durante la dictadura y había vuelto (no quiero nombrarlo para no meterme en problemas). El programa fue muy famoso durante los ´70 y ahora casi 20 años después, esta persona regresaba a Chile a recrear el muñeco que había sido tan famoso. ¿Se imaginan lo que era vestir a una persona de 60 años como muñeco?

Durante ese tiempo junté un poco de plata y con la ayuda del papá de mi amiga Carolina, el cual me dio plata para viajar y una botella de vino, de mi hermana y mi cuñado que me compraron el pasaje, me fui de Chile.

Así llegué a Washington DC con 400 dólares, una botella de vino, una maleta con ropa y un sándwich de queso que mi mamá me había hecho para el viaje.

Inmigrante

Nunca pensé en la palabra inmigrante, hasta que llegué a Estados Unidos, hablando inglés por supuesto con acento, y con la frente bien en alto.

Mi amiga Andrea, me invitó a su casa. Ella vivía con 2 argentinos en un departamento súper chico. Me di un mes para conocer la cuidad y caminar. Desarrollé un juego en mi cabeza para no asustarme en caso de perderme, pues como buena santiaguina, me costó un montón aprender a vivir sin montañas, ellas siempre te dicen dónde tú estás.

Como no tenía mucha plata, empecé a comer lo que mis amigos comían. Básicamente comida chatarra y las sopas de tallarines que venían hechas en un contenedor de plástico suave blanco, solo necesitabas añadir agua caliente, listo, qué más fácil.

Ir al supermercado era una experiencia casi extra-terrestre. Las cantidades de comidas, marcas y el tamaño de los envases eran chocantes. Nunca en mi vida había estado en un supermercado tan grande.

Por ejemplo, los detergentes tenían su propio pasillo. Algo que en Chile, en esa época, no se veía e incluso hoy en algunos super, no existen pasillos exclusivos para cada tipo de mercadería. Obvio que yo solamente compraba las cosas en ofertas y las baratas. El pan de molde blanco, sin duda era una de las cosas que comía más.

Durante el segundo mes de haber llegado a gringolandia, me puse a trabajar como mensajera en bicicleta. Lo pasé fantástico, aunque fue durísimo durante los inviernos, pero la plata era buena. Mi cuerpo simplemente amó hacer ejercicios todos los días. Mis piernas pasaron a ser máquinas de ganancias, entre más rápido pedaleaban más plata hacía.

Me acuerdo que comía lo que quería, por ejemplo, mi desayuno podía ser un plato de tallarines con salsa de carne molida, al mediodía comía 2 hot dog con porotos y queso amarillo, y tomaba además casi 2 litros de coca-cola al día. En esa época, terminaba tan cansada que ni ganas tenía de cocinar en la noche, así que pasaba por McDonald, Kentucky Fried Chicken o California Kitchen a comprar comida. Podía, y aún se puede, comer 2 sándwiches por menos de 5 dólares.

Esa era mi dieta, "La dieta americana" que en inglés se llama Standard American Diet, cuyas siglas son SAD, lo que a su vez en inglés significa TRISTE.

Me acuerdo que dejé de comer tomates, plátanos, manzanas, porque no tenían sabor ni color. En ese tiempo, no tenía idea la cantidad de químicos que estaba consumiendo.

Yo nunca he sido flaca, más bien en Chile, yo calificaba como gordita. Siempre he sido la más grande en mi familia.

Nunca se me olvidará la primera vez que vi a un obeso, casi me puse a llorar, lo único que quería hacer, era preguntarle a esa persona si estaba bien, qué le faltaba, cómo lo podía ayudar.

Aún siento lo mismo, pero ahora con más rabia, porque simplemente, yo que he sido gorda y el chocolate ha sido mi amante, sé que es posible recuperar tu cuerpo pero también sé cómo nadie te ayuda y a muy pocos les interesa que logres tu bienestar.

Primer Matrimonio

Durante el segundo mes de ser inmigrante, conocí a mi primer marido, el cual no merece ser nombrado.

En este matrimonio, que duró casi 8 años aprendí muchísimo, especialmente sobre lo que no quería ser, tener, vivir y amar.

Básicamente lo pase pésimo, nunca en mi vida pensé que yo iba a ser una mujer abusada mental y finalmente también físicamente, pero ahí estaba, en la mitad de un desastre de relación, con un marido que odiaba todos los días, y que cada minuto que estaba presente lo temía con todo y con cada célula de mi cuerpo.

Finalmente decidí divorciarme, lo que no fue fácil, ya que me demoré 2 años en dejar todo, casa, auto, etc, pero lo logré. Es así como, uno de los mejores días de mi vida fue aquel en que me subí a una camioneta con casi nada, lista para cruzar el país, lo más lejos posible.

La razón de por qué no lo dejé antes, fue el miedo. Mi amiga más cercana, la venezolana chama mía, tuvo un accidente, su marido la atacó y la dejó paralizada. Cuando mi amiga llegó a la sala de emergencia, el único teléfono que se acordaba era el mío, por eso yo fui la primera en ser notificada. De un día para otro, me convertí en mamá de la hija de 2 años de mi amiga.

Con la ayuda de 2 amigos más, trajimos a su mamá de Venezuela y la instalamos en una casa, de esta forma ella se encargó de la niñita.

El estrés de este incidente me paralizó completamente, solo tenía energías para trabajar, estudiar y visitar a mi amiga en el hospital.

Fue durante este pésimo matrimonio, cuando comencé a enfermar.

Si bien, pasó mucho tiempo para que me diera cuenta de esto, una vez que sales de la situación y tienes espacio para pensar en el pasado y analizar lo que ha sucedido contigo, puedes poco a poco llegar a conectar tu cuerpo con los sentimientos y las enfermedades. Antes de este momento de mi vida, nunca pensé que los sentimientos te podían enfermar, y menos el estrés.

Me acuerdo que la primera vez que sentí algo extraño en mi cuerpo fue después de una pelea con mi primer marido, las que ya podrán imaginar eran bastantes seguidas. Bueno, en esta oportunidad, me acosté y cuando me levanté me sentía con vértigo, no podía caminar derecho, no sabía lo que estaba pasando. Fui a la sala de emergencias y me hicieron todo tipo de exámenes los cuales salieron normales. No hubo respuesta y aunque fue un poco frustrante, no lo tomé muy en cuenta.

El otro síntoma que tenía era una presión en el cuello y un leve dolor de garganta, a los cuales nunca les tomé atención.

Cambio de cuidad

Después de mi súper trabajo como mensajera, encontré otro en un restaurante dentro de un hotel boutique, súper exclusivo y caro. El que todavía funciona como negocio pero no lo voy a nombrar. Se encuentra ubicado a unas pocas cuadras de la Casa Blanca y detrás de la Embajada de Chile, lo que me hacía sentir un poco más protegida, Chilito estaba a la vuelta de la esquina.

El dueño de este hotel era un hombre fantástico, inteligente, progresista, bueno para los negocios, buena persona y sin miedo de hacer algo que no calzara 100% con las reglas, o sea, nos caímos muy bien desde el comienzo y les explico por qué: Yo como chilena no reconocía a ningún famoso, en especial a los políticos que inundaban el restaurante durante la hora de almuerzo y comida, pero obviamente cuando yo veía a la policía secreta entrar, era súper claro que los Clinton (Presidente) venían en camino a almorzar, o alguien más casi de la misma importancia. No sé porqué mi ojo de chilena entrenada durante los ´80/´90, siempre me permitía reconocer a la policía secreta. Para mí era súper fácil, se vestían todos casi iguales, usaban los mismos anteojos de sol y le hablaban a las mangas/muñecas, es donde llevan el micrófono para conversar. Un día me acerqué a uno y le dije, ¿cómo eres tan obvio?, no cuesta nada reconocerte. A mi jefe le encantaba eso, que los pudiera reconocer, porque nos daba tiempo para finalizar toda la preparación del comedor y poder organizarnos.

También le encantaba que yo negara todos los supuestos privilegios que la gente muy importante pretende tener, porque piensan que son especiales, como el uso del teléfono y de baños privados.

Durante el tiempo que trabajé en este restaurante, tuve el honor de conocer y servir a mucha gente famosa.

Mi jefe, básicamente le compró otro hotel boutique a su esposa como regalo de cumpleaños, pero éste quedaba al otro lado del país, al frente de una bahía maravillosa, con ostrales, huerta orgánica y bosque nativo.

Un día nos sentamos a conversar y me preguntó si me quería ir por 3-4 meses al año, durante el verano, a administrar el restaurante durante la época alta, yo dije por supuesto que sí. Tomé su propuesta como un regalo del universo. Qué rico, estar lejos de mi marido, la cuidad y del calor sofocante de Washington DC, además, justo calzaba con mis vacaciones de estudios. Así que fui, el primer año y luego el siguiente y el subsiguiente.

Aprendí muchísimo acerca de negocios, cultivo de ostras, y agricultura de verduras orgánicas. En esos días, también aprendí a no tener más miedo y a pensar que casi todo era posible.

La soledad, el silencio y tranquilidad de la bahía, el bosque y el Océano Pacífico, fueron para mí el mejor tratamiento psicológico que he tenido. Me falta agregar el contacto con la tierra. Nunca había tenido esa oportunidad de tener las uñas sucias con tierra orgánica, después de un día de trabajo duro en la huerta.

Simplemente, estaba en el paraíso, 10 a 12 horas de trabajo pasaban volando y yo ¡feliz!, sin ganas de pedir que me pagaran más.

En esos momentos tan sencillos, cuando estaba en medio de la bahía con botas de goma, con barro en la cara cosechando ostras para cocinar para el desayuno, me hice una de las promesas más importantes en mi vida, la cual aun cumplo con mucho orgullo: "Nunca más voy a trabajar en algo que no me gusta y que no ame".

En Washington DC, mi jefe tenía una estrategia increíblemente sutil y bien planeada. Él esperó que yo terminara y me graduara de mis estudios como masajista profesional, y el mismo día de la graduación durante la fiesta, que se realizó en la sala de eventos del hotel, me confesó que lo habían declarado con cáncer y que tenía la sensación que no ganaría la batalla, por lo que me pidió que me mudara al otro hotel por tiempo completo y que me encargara de todo, básicamente que administrara el hotel, restaurante, huerta y ostrales.

Yo no lo pensé dos veces, y le dije que sí. También me dio la opción de elegir a cualquier chef para llevar a trabajar conmigo, le di un par de nombres de personas que trabajaban en el mismo restaurante, lo cual era lo más fácil porque ya trabajaban para la compañía, pero no tenían la flexibilidad necesaria para cambiar de ciudad y de vida.

Un día, sentados, tratando de planear y ver a quién contratábamos para cocinar, se me prendió la ampolleta y le conté de mi amiga Rocío que era Chef y que en ese momento estaba de vuelta en Chile, después de vivir y trabajar en Londres.

Dos meses después de la conversación y un montón de papeleos y plata, mi amiga de niña llegó a Washington DC con todos los permisos y visas para poder trabajar. Como buena chilena se bajó del avión trotando, tenía 2-3 meses para entrenar, aprender y familiarizarse con gringolandia antes de viajar al hotel de la bahía.

El viaje estuvo lleno de aventuras, risas, enojos, accidentes, nos perdimos varias veces, hubo mal tiempo, buena y muy mala comida y al final llegamos a nuestro destino, sanas y salvas. ¿Se pueden imaginar a 2 chilenas manejando una camioneta arrendada de mudanzas llena de aceite de oliva, vino, mi mesa de masajes, libros y lo poco que pude sacar de mi casa cuando abandoné al idiota de mi ex marido? Algún día escribiré de esa aventura, porque fue muy divertida y llena de sorpresas.

Antes del viaje, como sabía muy bien que no regresaría a Washington DC, fui a doctor, al dentista y al dermatólogo porque uno de los lunares en el muslo derecho me picaba, especialmente lo notaba en la noche. También se había oscurecido y elevado.

En la época de nuestro viaje, no habían o no teníamos teléfonos celulares, así que cuando llegamos al hotel de la bahía había un mensaje de mi dermatóloga, que decía "por favor, llámame urgentemente".

Al otro día la llamé y me informó que tenía cáncer a la piel, melanoma y que tenía que ser operada lo más rápido posible.

Cáncer a los 29 años, ¡nadie puede!

Mi mundo colapsó por completo.

Cáncer

Yo no soy cáncer pero cáncer soy yo. Este mantra me lo repito diariamente.

He estado enferma con cáncer 3 veces, a los 29, 31 y 33 años. Me han removido casi 40 lunares y las cicatrices ya no me molestan. Como me dice mi actual marido, tu cuerpo cuenta una historia y es más sexy de esta forma.

Me costó mucho aceptar y entender por qué a mi cuerpo le gusta producir esta enfermedad, especialmente porque nadie en mi familia inmediata y lejana ha tenido ningún tipo de cáncer.

Siempre uno quiere conectar las enfermedades con alguien en la tribu familiar, para poder justificar y no sentirse tan solo, pero en este caso, no hay ninguna persona para poder echarle la culpa.

El bajón del diagnóstico de cáncer a los 29 años fue y es muy difícil y deprimente, no tenía a nadie con quién poder relacionarme al respecto. Mi dermatóloga me sugirió que participara en un grupo de apoyo de melanoma, pero no quise. Pensar en ir a escuchar los problemas de otras personas, para relacionarme y poder sentirme más apoyada no era algo en ese minuto positivo para mí.

Me gustaría aclarar que YO he sido la persona que me he encontrado mis cánceres, ningún doctor me ha dicho, preguntado o sugerido que me chequeara un lunar específico.

Poder llegar a entender esta enfermedad se convirtió en mi misión. Primero que nada, aprendí a estar 2 pasos adelante de la enfermedad porque así me aseguro de tener control sobre ella.

Estos son mis pasos y recomendaciones:

- Detección temprana:
  Esto es la clave para sobrevivir a todas las enfermedades causadas por el cáncer. Entre más temprano se encuentra, mayores son las posibilidades de recuperación y tratamiento.

- Escuchar a tu cuerpo:
  Si tu cuerpo dice una cosa anda al doctor, no pierdes nada y te aseguras que esté todo bien. Si notas que tu lunar cambió de color, forma, se elevó o te pica, haz una cita y no te demores.

- Tener un buen doctor que te escuche y NO te trate de decir lo contrario a lo que tú dices:
  Esto es clave para cualquier enfermedad. Si tu doctor te escucha y no trata de vender el último estudio, no te compara con otros casos y no te trata de decir lo que sientes, ese doctor es para ti. Tú eres única y tu doctor no siente lo que tú sientes, por eso tener un doctor que sea curioso y que respete lo que tu cuerpo necesita es muy importante, especialmente cuando uno está enfermo. Poder estar relajada es clave cuando estás enferma, y no tener la preocupación de que tu doctor no te escucha, no te cree y no tiene tu estilo de cuidado médico, es realmente importante para evitar el estrés que eso puede provocar.

  Por ejemplo, cuando voy a chequeo con mi dermatóloga, ella siempre me pregunta si tengo algún lunar que "me molesta o me habla". Sí, ¡es verdad! Ella es una doctora alopática de medicina regular y no alternativa. Para mí, esto es muy importante, especialmente cuando uno paga tanta plata.

  Ver que tu doctor es tu aliado y no tu enemigo es fantástico.

- Comer orgánicamente:
  Removí y saqué todos los químicos de las comidas, eso fue una de las primeras cosas que hice. Comer orgánicamente sí es más caro pero no me importa, es una inversión para mi que cuerpo esté sano. Esto es muy necesario para mantener un nivel bajo de toxinas.

- Preparar tu piel para el verano con las comidas correctas:
  Durante todo el año como para mi cuerpo y obviamente para mi piel. Como de acuerdo a las estaciones. Cuando el camote, los arándanos y los tomates están en época, simplemente los como casi todos los días.

  El tomate tiene licopeno[1], éste es uno de los mejores bloqueadores solares que hay en la naturaleza, y hay un truco para activarlo, hay que calentar el tomate, así de simple. Actualmente, ya hay varios bloqueadores solares que contienen este ingrediente.

  Los arándanos contienen antioxidantes los cuales previenen enfermedades.

  Y los camotes tienen mucho betacaroteno lo cual ayuda con la pigmentación.

- Defiende tus derechos como paciente:
  Esta es una de las cosas más importantes con todas las enfermedades. Si tú no tienes voz para cuestionar, preguntar y reclamar, simplemente te sugiero que practiques o lleves a alguien a todas tus citas médicas que lo haga por ti.

---

[1] Información del Licopeno: http://www.diseaseproof.com/archives/cancer-tomatoes-protect-skin-against-sun-damage.html

Durante una de mis operaciones, donde me tenían que remover un lunar con cáncer de mi brazo, mi doctora me mandó a un especialista de brazos porque el lunar estaba justo en un área donde hay muchos nervios. Una vez ya en la sala de operaciones y con todas las anestesias puestas y esperando al cirujano, me pasan un papel para firmar. Este papel básicamente decía que si yo perdía movilidad de algunos de mis dedos, ¡el cirujano no era responsable! Obviamente no lo firmé, y ¡me pareció el colmo! En ese instante, demandé que me sacaran todas las agujas y tubos, hasta que entró el cirujano y le pregunté: "¿Quién es la persona con el bisturí que va hacer la incisión? ¿tú o yo?" Todo ocurrió en un hospital privado y uno de los más grandes de mi ciudad.

- El sol es mi amigo y no le tengo miedo:
  Como buena chilena, amo el sol, me siento bien cuando tomo un poco de sol. No me quemo ni quedo roja. Tomo sol en las mañanas o tardes y me gusta usar sombreros. Me protejo. Pasé mucho tiempo temiendo al sol y es realmente una lata especialmente porque vivo en una cuidad más bien oscura, donde puede llegar a estar nublado o llover por 3 semanas seguidas.

- Calidad de los bloqueadores solares:
  Esto sí que es importante y hay un debate público muy grande. Yo personalmente NO uso bloqueadores regulares, porque contienen muchos químicos que son disruptores endocrinos y éstos le hacen mal a mi tiroides. Sí uso bloqueadores naturales y sin químicos que tienen que ser aplicados cada 3 horas. Obviamente éstos son menos fuertes. También paso debajo el quitasol durante la hora en que el sol está más fuerte. Mi doctora está de acuerdo y no me cuestiona al respecto.

- El azúcar:
  Esta es la comida favorita de las células cancerígenas porque causa inflamación silenciosa, que no se ve, porque ocurre dentro del cuerpo y produce enfermedades.

  También es una de las drogas más aceptadas aparte de los cigarros y el alcohol. El azúcar es 8 veces más adictiva que la cocaína, así de simple. No importa qué tipo de cáncer sea, uno tiene que dejar de ingerirla especialmente el azúcar blanca y procesada, a las que les cambian el nombre cada 2 años para puro confundir al consumidor. Se dice que las compañías de azúcar tienen el mismo poder económico y político que las compañías de tabaco, así de poderosas son.

  Yo solo consumo azúcar de caña orgánica, miel, sirope de maple y azúcar de coco orgánica.

Lo que he aprendido del cáncer

El cáncer realmente me ha enseñado a quererme más. La falta de amor a mí misma era inmensa, ahora me quiero mucho, me cuido, voy al doctor, me examino mis lunares.

También aprendí a escuchar lo que mi cuerpo me dice y no dejar que nadie me diga lo contrario.

Me ha hecho una mujer mucho más fuerte, valiente e inteligente, pero al mismo tiempo me ha conectado con mi fragilidad y con la realidad de que todo puede terminar mañana mismo, es por eso que valoro y saboreo todo lo que elijo hacer.

Respeto a mi cuerpo mucho más, en términos de lo que como, pongo en mi piel, los tragos que tomo, etc.

Aprendí a valorar mi tiempo de una forma diferente, me puse más asertiva, realmente hago cosas que quiero hacer y no las hago si no quiero hacerlas.

Básicamente no me gusta perder el tiempo con gente o haciendo algo que no me interesa.

También aprendí a sentirme triste porque mi cuerpo le gustaba producir cáncer, es un bajón absoluto pero ya llevo casi 13 años sin cáncer. Voy al dermatólogo cada 6 meses o cuando encuentro algún lunar cambiado o que me habla.

Aprendí a aceptar sin tener que entender por qué, lo que me tomó mucho tiempo. Hasta que se me declaró el problema con la tiroides, donde me di cuenta, a través de una prueba de sangre, que el nivel de mi vitamina D estaba muy bajo y cuando éste está bajo, una de las enfermedades que da es cáncer.

El cáncer es mi amigo y una de las mejores cosas que me ha pasado: Así es, mi cuerpo lo produce y yo amo a todas mis células cancerígenas y no cancerígenas. Definitivamente, es un viaje extremadamente personal, en el cual algunas personas nos quedamos con los pies en la tierra y otras no. La elección de los tipos de tratamiento y estilos de vida dependen de cada persona. Personalmente, yo encontré mi ritmo y estilo de lo que mi cuerpo necesita y éste puede ser muy diferente a lo que tu cuerpo necesita. Agradezco esta enfermedad por todo lo aprendido.

Portland y Wally

Me mudé a Portland porque mi amiga Cristine me lo pidió. Quedé súper triste después de la muerte de mi jefe, me afectó mucho y lo único que quería hacer era volver a Chile.

Mi amiga me rogó que le diera a la cuidad de Portland un año de oportunidad. Según ella, esta cuidad era muy progresista, limpia, bella y lo más importante con muchos minos lindos. La receta perfecta. Llevaba años sin pinchar con nadie o sentirme atractiva, así que empaqué todo y me arrendé un departamento a 2 cuadras de su casa y firmé contrato por un año.

Lo confieso, ¡mi amiga tenía razón en todo!

La cuidad es limpia, muy bien planeada, la gente es muy gentil, más bien demasiado gentil, para esta chilena acostumbrada a la agresividad de Santiago. Al principio no estaba acostumbrada a que me hablaran en la calle, solamente para decir buenos días, comentar que lindo es el día o simplemente algo amable. También fue muy chocante ver como se tratan las mujeres entre ellas, aquí es muy común recibir halagos de extraños, tales como me gustan tus aros, qué lindos tus zapatos, etc.

A los pocos meses de vivir aquí, me sentí muy relajada y recuperada de todo el estrés y me lancé a la vida de soltera con ganas de conocer a alguien interesante. Para hacer la historia corta, después de 3 años de mudarme a Portland ya estaba casada.

Conocí a mi segundo esposo Wally, en una comida que mi amiga planeó antes que yo me mudara a Portland, nos caímos bien y quedamos de acuerdo en conectarnos una vez que yo me instalara en mi nueva cuidad. Él venía saliendo de una tremenda relación donde quedó muy marcado y dolido, así que él tenía las paredes de sus defensas muy elevadas.

Pasó un tiempo y yo me instalé en mi nuevo departamento, estaba feliz de estar en una cuidad grande, llena de gente joven, culta y entretenida. Un día llamé a Wally para agendar un masaje porque sabía que él era un famoso masajista profesional. Fui a mi cita y recibí el mejor masaje que he tenido en mi vida y le propuse intercambiar masajes semanalmente. Así empezó nuestra amistad, de un masaje a otro. Después empezamos a salir, a andar en bici, caminar en las montañas y salir a comer, todo esto sin romance.

Pasaron varios meses de esta forma, sin presión de avanzar románticamente, y realmente a mí me gustó mucho poder conocerlo bien antes de meternos en el ámbito romántico y fuimos amigos primero que todo. En ese momento lo que más me llamó la atención, y me gustó más de él, era su suavidad en todas las formas de la vida por ejemplo, aparte de ser súper caballero, su tono de voz era y sigue siendo suave, no como los hombre gritones, agresivos e irónicos, es en general súper calmado y es lo que más amo de él. Yo soy un poco acelerada, y él me calma la cabeza y el alma. Nunca nadie me había ofrecido otros puntos de vistas entretenidos, totalmente diferentes acerca de la vida en general.

También una de las cosas que me gusta es que se comunica, habla más que yo, sí es verdad. Él habla de sus sentimientos mucho más y esto es más bien raro en un hombre. Ser sensible, abierto, vulnerable y poder comunicar lo que sientes de una forma honesta y sin agresividad es realmente un arte que él domina. Mis amigas siempre me dicen ¡pucha que hablan harto ustedes! y es verdad, hemos aprendido a comunicarnos y mantener vías abiertas aunque no nos gustemos en ese momento. Sí, nos ha costado mucho, no todo ha sido color de rosas, mis enfermedades y lo que la vida nos ha puesto en el camino ha sido realmente fuerte para los dos.

Pero seguimos adelante con nuestra amistad, amor y respeto mutuo. Una de las cosas que he aprendido con él, es poder amar sin cambiar a la persona, la completa aceptación de quiénes somos, sin críticas ni enojos. Por ejemplo, yo puedo tener las respuestas para casi todo y en 2 segundos, pero él no quiere saberlas antes y las quiere tener primero él. Cada uno se hace el camino y mi ansiedad de ayudar todo el tiempo es lo que él no necesita, porque quiere buscar el camino él solo. También una de las cosas increíbles de ser gringo es que cocina, limpia, lava la ropa, se plancha solo su ropa y es el jardinero más sexi de mi barrio, o sea, ¡qué más quiero!

Sí tenemos grandes diferencias, especialmente en nuestra infancia, no podemos conversar del Topo Gigio o de Condorito, eso sé que nunca va ocurrir y es una lata, pero así es la cosa y a la inversa a él le sucede lo mismo. También somos súper diferentes en términos urbanos, yo soy de Santiago y el del campo, pero nos complementamos perfecto cuando viajamos. Cuando vamos de camping, a subir cerros en el verano o invierno, él es la estrella máxima, tiene todo listo, y cuando vamos a ciudades grandes, llenas de gente y con mucho movimiento, es mi turno.

Cuando tomamos la decisión de involucrarnos románticamente, llegamos a un acuerdo que si no resultaba igual seguiríamos siendo amigos porque ninguno de los 2 quería perder la amistad del otro. También cuando nos separamos por un tiempo, porque las relaciones son difíciles, nos echamos tremendamente de menos y nos volvemos a juntar.

Yo creo que no hay ciencia para las relaciones, conozco matrimonios que elijen nunca vivir juntos o mantienen piezas separadas, a mí siempre esto me pareció muy raro, pero ahora no. Yo necesito mi mundo sola, mi tiempo de ser Paula sin tener al marido al lado todo el día, para que me valide como mujer casada o suya. Me gusta poder echarlo de menos y no tomar su presencia y amor como dado o rutinario por el solo hecho de estar ahí todos los días. Es por eso que algunas veces elijo viajar sola o vivir y trabajar en la playa 10 días al mes.

Ya van más de 13 años juntos y casi 11 años casados, aparte de mis papás que estuvieron casados 19 años, yo soy la única hija/o casada/o que mi mamá tiene.

El amor que le tengo a mi marido es increíblemente profundo, sí puedo vivir sin él pero elijo cada día vivir con él.

Portland

Una de las cosas más importantes que ofrece esta cuidad es el acceso a comidas limpias, orgánicas, distintos modos y estilos de comer, ferias, diversidad de alimentos que crecen y son cosechados no muy lejos de la cuidad, además de una gran cantidad de buenísimos restaurantes, hay de todo y para todos los gustos.

Cuando una está acostumbrada a vivir en Chile, Santiago, con la cordillera y el mar a un paso, realmente no sabe lo que es vivir en una cuidad lejos del mar y sin montañas, porque no logras valorar la calidad de las verduras, mariscos frescos o simplemente el acceso a las ferias que tenemos en nuestra cuidad capitalina.

Al llegar a Portland decidí comenzar a comer más tofu y probar y hacer cosas que nunca me había planteado, tales como dejar de comer carne, practicar Aikido o comer con palitos chinos. Al escribir esto, suena como que me puse más hippie y así es. La conciencia del medio ambiente, y la política local es algo sumamente importante en esta ciudad, y en este Estado se vota por todo y es gracias a eso que nuestra agua no tiene flúor adicionado.

Una vez que me relajé definitivamente en términos de mi matrimonio, y ya ubicada en una cuidad nueva, con nuevos amigos, trabajo y vida cotidiana, simplemente el sentimiento de felicidad me salía por los poros pero me duró muy poco porque realmente no me sentía bien.

Al comienzo no cachaba lo que me estaba pasando, eran muchas cosas al mismo tiempo.

Tiroiditis de Hashimoto

Esta enfermedad me cagó la vida, y no sé cómo más decirlo. Me chupó la alegría como un vampiro, me convertí en alguien que nunca había visto en mi vida. El sentimiento constante de que algo estaba pasando en mi cuerpo y que no podía reconocer, entender, parar, arreglar, me tenía paranoica, mal humorada, gorda, cagada de frío, irritable, sin energías para nada, distante de todo y de todos, tal como un animal herido.

Me costó MUCHO encontrar un doctor que me pescara y la experiencia fue realmente patética, no por no tener un buen seguro médico o acceso a una buena clínica, con doctores supuestamente top. Simplemente fue por la ignorancia de ellos mismos.

Pasé un año y medio MAL, yendo al médico cada 6 semanas, sacándome exámenes de sangre, yendo al endocrinólogo, cambiando doctores, cambiando endocrinólogos, llegaban las cuentas y más cuentas, y yo sin ningún tipo de respuesta o diagnóstico.

Cuando iba a ver a mi doctora, le daba la misma lista de mis síntomas que llevaba en mi cartera constantemente, por si se me pasaba algo, ahí estaban, así de mal andaba. Ella me aseguraba que mis exámenes eran normales y solamente la vitamina D la tenía baja y me puso en tratamiento 2 veces y las 2 veces subió y bajó rápidamente y ella no tenía explicación por qué pasaba esto.

Me acuerdo patentemente durante una de mis consultas, ella me dijo que tenía que empezar a tomar antidepresivos, ir a ver a la psicóloga y al gimnasio. Ese día cuando llegué a la casa estaba indignada, con una rabia que no podía contener y, además demasiado apenada porque ahora había alguien más, que ya no era yo misma diciéndome lo que yo sentía. En ese momento, llamé a la clínica para pedir otra hora, para poder verle la cara por última vez. Cara a cara la despedí como mi doctora, le dije que no me sentía deprimida, que era el colmo que ella que no vivía en mi cuerpo decidiera dictar como me sentía, mi cuerpo es mío y no tuyo para tomar ese tipo de decisiones. También le dije que su falta de diagnóstico clínico era lo que estaba pasando y que mejor fuera al gimnasio ella misma y al psicólogo para que aprendiera a ser una mejor doctora.

Mis siguientes visitas con los endocrinólogos no fueron buenas tampoco, uno de ellos estaba fascinado con la forma y tamaño de mis ojos, los cuales siempre han sido un poco grande, y cuando le pedí una orden para una ecografía de mi tiroides me dijo que no era necesaria, aunque yo le explicara que sentía presión en el cuello y que me podía palpar los nódulos, 4 al lado derecho y 2 al izquierdo. Obviamente que no volví a verlo.

No me acuerdo donde leí esto, pero decía que más de la mitad de los doctores regulares se gradúan sin honores y que casi todos pasan con las notas mínimas porque los mejores, los más inteligentes, simplemente trabajan para los mejores hospitales y lo que hacen es estudiar para más adelante escribir libros o papeles médicos con investigaciones.

Cuando llegué de vuelta a casa, tomé la decisión de tomar control completamente de lo que estaba pasando, y como toda persona normal maltratada por doctores con complejo de Dios, me metí a internet a ver mis síntomas y encontré a mi nueva doctora.

Uno de mis síntomas más fuertes era el frío, andaba muerta de frío todo el día, éste no es el mismo sentimiento de frío normal, sino uno en el que te llegan a doler los huesos, las manos, pies, espalda, todo el cuerpo. No importa cuántos tecitos me tomara, a cuanto subía la calefacción en la casa, NADA me ayudaba.

Mi marido andaba en shorts sudando y yo acostada con gorro chilote, ropa y calcetines.

Cuando me metí a internet, me puse a leer la información acerca del síndrome de la temperatura llamado Wilson.

Éste ocurre cuando tu cuerpo no puede regular la temperatura y es causado por el mal funcionamiento de la tiroides, porque esta fabulosa glándula es el barómetro del cuerpo.

Para diagnosticarlo había que hacer una prueba muy simple, que es básicamente tomar la temperatura basal todos los días antes de levantarse por 10 días. Así lo hice, y descubrí que mi temperatura oscilaba entre un grado y medio más bajo de lo normal. Guardé estos resultados como si hubiesen sido oro para llevárselos a mi nueva doctora. Una lata, pero la lista de síntomas seguía creciendo.

Tuve que esperar casi 2 meses para poder ver a mi nueva doctora. Me acuerdo patentemente el día que fui porque me preparé para llevar todos los resultados de los exámenes que me habían hecho anteriormente, junto con el estudio de la temperatura.

Me sentía lista para ir a la guerra, con las armas bien puestas para batallar por mi salud, por mi cuerpo, casi con una actitud prepotente, ya no le creía nada a nadie a excepción de mi cuerpo.

Cuando llegué a la clínica y me senté en la sala de espera pude observar rápidamente una gran diferencia, había música relajante, plantas por todos lados, revistas entretenidas, agua para tomar, tés de diferentes sabores y todo el ambiente se sentía mucho más relajado.

Era la primera vez en mi vida que veía a una doctora naturópata, bueno, aparte de la señora sanadora a la que mi mamá me llevaba cuando era chica, una chamán/curandera en Santiago que realmente no me acuerdo de nada lo que hacía, pero si me sentía mejor después de verla. Obviamente no es lo mismo.

Cuando entré a la sala una enfermera me tomó todos los signos, la temperatura y presión arterial, tal cual como un doctor regular.

La doctora Susan Allen entró, se presentó, me dio la bienvenida a su clínica y rápidamente me explicó la diferencia entre ella y el resto de los doctores.

Básicamente, la primera cita es de una hora, así ella tiene tiempo de conocerte bien y tú tienes el tiempo necesario para poder contar tu historia y hacer preguntas, eso a mí me gustó muchísimo y me pareció obvio, porque realmente es muy difícil poder contar cómo te sientes en menos de15 minutos, como era en las citas con los otros doctores.

La doctora Susan, me preguntó cosas que NINGÚN doctor me había preguntado antes, lo puedo decir bien claramente, en 15 minutos de mi visita, yo ya me sentí relajada con esta nueva doctora.

Le mostré todos los exámenes y suavemente ella me dijo que éstos eran los exámenes básicos "Gold Standard", y que realmente no dicen todo, e incluso algunas veces mienten o que no cuentan toda la historia. Me explicó que la tiroides es muy complicada y que en algunos casos hay que hacer más exámenes en profundidad, para ver realmente lo que estaba pasando. Con esta explicación tan simple, realmente me sentí que no estaba loca, que todo lo que estaba pasando en mi cuerpo era verdad y que no tenía que ir al psicólogo.

Saqué la lista de mis síntomas y una vez que terminé de leerlos, su comentario fue: "Veo que estás muy enferma, todos los síntomas calzan con Hipotiroidismo de Hashimoto, y sí te puedo ayudar, no es necesario que te hagas exámenes antes de comenzar tu tratamiento porque es obvio lo que te está pasando."

Sinceramente, cuando escuché sus palabras, fue como una ola de alivio, felicidad y tristeza al mismo tiempo.

Finalmente alguien me entendió por lo que estaba pasando.

La doctora me explicó los remedios con detalles para ver cuál sería el mejor para mi cuerpo, y me dio a elegir 2 de ellos. También me explicó por qué ella prefiere trabajar con remedios naturales y no sintéticos, los cuales son los más usados.

Básicamente, los sintéticos tales como el Eutirox (levotiroxina) contienen solo 1 hormona que es la hormona T4 y basado en los estudios, las personas con mi condición se sienten mucho mejor con remedios que contengas las 2 hormonas que produce la tiroides, T4 y T3.

También me explicó que los remedios tienen diferentes rellenos, tales como maíz, lácteos, gluten, etc., una lista larga.

Al final de mi consulta, ella me dio el remedio, porque tiene una farmacia en su clínica y me dijo: "No te voy a dar una dosis específica, comienza con un cuarto y sube la dosis despacio hasta que te sientas fabulosamente bien".

¡¡WOW!! Quedé totalmente enamorada de mi súper buena doctora, ni siquiera te da la dosis específica, deja que tu cuerpo sienta y me da la oportunidad a mí de decidir la dosis perfecta, la que mi cuerpo desesperadamente necesita.

Me dio una lista de síntomas por si la dosis era muy alta, una orden para exámenes de sangre y que volviera a verla en 3 semanas.

Llegué a casa y me tomé la primera pastilla.

Cuando llegó mi marido a la casa, le conté acerca de mi nueva doctora y se puso muy feliz. Creo que ese momento le dio una oportunidad a él para decirme cómo realmente se sentía, una de las primeras cosas que me comentó fue lo diferente que me veía emocionalmente hablando. Nos pusimos a conversar acerca de las grandes diferencias que él había notado durante este tiempo que yo llevaba enferma, las que eran más importantes.

Por ejemplo, la falta de energía, la habilidad mental, la falta de pasión, que me sentía gorda, fea, hinchada y sin ganas de nada y lo mucho que había cambiado durante este tiempo.

Realmente nunca llegué a pensar como él se sentía con estos cambios, o sea, nunca pensé cómo esta enfermedad estaba afectando mi relación con la persona que amo y con otros alrededor de mí, como mis amigas. Antes de esto, yo era una persona dinámica, deportista, sociable, buena para la conversa, pero esto me había convertido realmente en alguien que yo no reconocía. Lo único que quería era estar acostada en el sillón, esa era la meta, apenas me levantaba en las mañanas solo esperaba la hora de llegar de vuelta a mi cama.

Ahora que me siento diferente, me siento normal y cuando estoy un poco baja de energía sé lo que tengo que hacer, es por eso que ahora puedo realmente analizar, cómo esta enfermedad afectó tan negativamente las relaciones en mi vida.

Cuando escucho a mis clientas hablar de sus relaciones durante mi programa de 9 meses y 12 sesiones, muchas veces es como escucharme a mí misma, me dan ganas de decir te entiendo 100%.

Muchas veces mis clientas me piden tener una sesión con sus esposos o parejas, lo que me parece perfecto, así de esta forma ellos/ellas pueden llegar a entender con detalles lo que mis clientas/tes están pasando. Generalmente los que están a nuestro alrededor nos ve como flojas, poco animadas, fomes, aburridas o débiles, y simplemente por falta de comunicación y de educación al respecto, preferimos separarnos o no seguir en la relación.

Yo personalmente me separé 2 veces de mi marido durante el tiempo que estuve enferma antes de encontrar a mi doctora. No le echo la culpa a nada más que a la enfermedad. Es bien difícil poder mantener una relación con uno misma y, más encima con tu pareja cuando uno se siente mal y sin ganas de nada. Yo me desconecté de la relación con mi marido, básicamente lo abandoné, lo dejé solo, no lo cuidaba para nada, porque apenas podía cuidarme a mí misma.

Mi marido, quería ayudarme, lo hizo de muchas maneras pero cuando uno no entiende lo que está pasando, ni por qué sientes todos esos síntomas que nunca habías experimentado, es bien difícil mantener una relación sana.

Era como estar en una de etapa de sobreviviente despierta y dormida al mismo tiempo, un sopor horrible.

Es tan complicada la situación de un enfermo no diagnosticado y su relación con su entorno más cercano, que incluso he llegado a saber y a conocer algunas mujeres que llegan a ser abusadas verbalmente durante estos momentos. El sólo hecho de pensar en esto me da mucha pena. No me puedo imaginar estar enferma y más encima con una persona que te trate mal, más enferma vas a terminar.

Me pregunto cuántas relaciones fallidas son por culpa de esta enfermedad, si acá en Gringolandia se calcula que 1 de cada 5 mujeres tiene Hipotiroidismo y los números siguen subiendo rápidamente. ¿Cuántas mujeres y hombres sin el diagnóstico y tratamiento correcto andan caminando desesperados por la calle, sin nada de ayuda?

¿Cuantos líderes de compañías grandes y de gobiernos andan cortando el queque, tomando decisiones importantes que nos afectan a diario, sin sentirse bien? De sólo pensar en esto, me dan ganas de gritar al mundo y compartir todo lo que he aprendido.

Otro sentimiento que fue súper difícil de superar para mí, fue la culpabilidad que sentía por no poder hacer las cosas que normalmente otras personas hacen sin pensarlo 2 veces. Me costó mucho aprender a aceptar que no podía hacer algunas cosas o que simplemente tenía que elegir con pinzas lo que quería hacer y con quién quería hacerlo. Aparte de la sensación de haber abandonado a mi marido, me sentía culpable por no tener la energía de hacer nada y este sentimiento me pesaba en los hombros como un saco de papas. ¡No se pueden imaginar lo que es vivir así!

El sentimiento de culpabilidad es algo bien fuerte y común en las personas que sufren problemas a la tiroides, lo veo mucho en mis clientas, la frustración de no poder participar en simples cosas cotidianas causa mucho estrés, lo que nos enferma mucho más.

Realmente no mucha gente habla acerca de los sentimientos asociados a las enfermedades, de cómo nos afectan en las relaciones con otros y con uno mismo, es casi tabú hablar de una forma abierta sobre nuestras necesidades emocionales frente a este tipo de enfermedades.

Pienso que sería mucho mejor hablar abiertamente sobre cómo nos sentimos, compartir sentimientos, decir en voz alta, no me siento bien para nada, no ser tan discreto al respecto. Sacar la voz de una forma positiva y parar de ser tan reservado con la enfermedad. Uno nunca sabe quién se sienta al lado en la micro o en el metro, a veces sólo falta un poco de interacción con otra persona para no sentirte tan sola.

El estigma del diagnóstico es otro sentimiento que se carga diariamente, otro saco de papas que se suma a los anteriores y que algunas veces llevamos sin darnos cuenta. Simplemente es una lata ser, estar y llevar una etiqueta que dice "Enferma de la tiroides". Te afecta el autoestima de una forma negativa, ¿por qué yo? ¿por qué a mí me pasa esto?

Esto te hace crear un sentimiento de desconfianza con tu cuerpo, que afecta la seguridad personal, el saber y entender que tu cuerpo se ataca a sí mismo sin poder comprenderlo, es un estrés muy grande que una vez más afecta y causa que te enfermes más.

Llegar a aceptar todos estos sentimientos en un camino largo, arduo y poco común. Lo veo como una carretera larga donde uno para en el área de descanso para procesar los sentimientos por un rato y luego continúas, donde uno pasa a dejar a algunas personas para nunca más verlas, porque simplemente no son buenas para tu enfermedad.

Ser y estar rodeado de gente como uno, con la misma condición, tener una amiga o amigo para poder conversar sin tener que dar muchas explicaciones al respecto es clave. Lo recomiendo, y especialmente si es alguien con quien no vives a diario, porque algunas veces tu pareja está chato/a de verte mal y escuchar cómo te sientes cada día. Hace bien poder compartir, aprender de otros con el mismo diagnóstico, te hace sentir menos solo y aprendes que no eres la única persona que está pasando por esto. Te da esperanzas, amor y puedes aprender mucho de ti mismo, de la enfermedad misma y de los otros, removiendo y eliminando la sensación de víctima que solemos sentir, lo que permite que te actives y tomes el control de la situación de mejor manera.

Yo tengo a mi amiga Jenni, ella vive a 3 horas de mi casa, no dejamos que la distancia nos afecte, hablamos 2 veces al mes sin excusas de no tener tiempo. Más bien, es prioridad conectarnos, nos ayudamos con sólo darnos tiempo mutuamente para reclamar acerca de nuestros síntomas, intercambiar las últimas informaciones que hemos aprendido, reírnos de lo patético que podemos hacer o no hacer, llorar por la pérdida de lo que no podemos hacer en ese minuto. Por ejemplo, a mi amiga Jenni, le encantaba salir a trotar, y ahora batalla por trotar solamente una cuadra, que es nada. Nos animamos una a la otra, de una forma súper simple, dándonos el tiempo y el espacio necesario para simplemente poder ser una misma, sin llevar los cargos de madre, esposa, dueña de negocios, dueña de casa, en definitiva ser una persona con una condición o enfermedad que necesitas ventilar, sacar del cuerpo los sentimientos sin ser juzgada o tener que dar mayores explicaciones de por qué te estás sintiendo así en ese momento o por qué están pasando las cosas.

Realmente es un desgaste tener que explicarle a la gente que no cacha o entiende lo que te pasa. Me acuerdo lo cansada que me hacía sentir tener que explicar por qué siento fatiga y no puedo ir, o simplemente por qué no puedo o quiero comer lo que ponen al frente. Esas eran una de las cosas que me quitaban el sueño, cuando se acercaba la fecha de mi vuelo a Chile.

Cómo poder manejar a mi familia en todos los sentidos (la comida y la intensidad de algunos miembros y seres queridos). Tuve que tener mucho amor propio y establecer una conexión muy clara con mis sentimientos, para no estresarme al respecto. La idea básica era lograr no reaccionar ante las conductas de las otras personas.

Por ejemplo, cuando fui a almorzar a la casa de mi hermano, como típico almuerzo de Domingo, habían empanadas como primer plato, obvio que me senté a la mesa y simplemente dije que no podía comerlas porque no como gluten, y en cosas de segundos explotó la bomba de ¿por qué no puedes comer las empanadas?, ¿cómo no me dijiste antes?, ¿qué vamos hacer?, hasta me llamó mal educada.

En ese momento yo ya estaba preparada y no moví ni un dedo, simplemente dejé que mi hermano pasara por su etapa de ajuste mental, una vez calmado le expliqué que tengo muchas restricciones de comidas, sigo un protocolo de alimentación para mi enfermedad, que no es una dieta, y listo, la calma retornó a la mesa.

La presión social de comer todo lo que le ponen a una al frente es fuerte y debes de manera simple y suave saber cómo detenerla. La gente se tiene que educar y entender que NO todos comemos igual. Por ejemplo, los diabéticos no pueden comer un montón de cosas y la gente se ajusta a ellos, y por qué no se podrían entonces ajustar a nosotros.

Si estás invitado a comer, te sugiero 2 cosas:

- Comer antes de ir y solo picotear lo que puedes comer, así no llamas tanto la atención.

- Si tus amigos son de confianza, llamar antes y pregunta qué van a cocinar, de esta forma puedes determinar lo que puedes comer o no. También puedes llevar algo para comer y para compartir.

Salir a comer a un restaurant es otro rollo con potenciales problemas, te recomiendo:

- Tomar el tiempo necesario para leer el menú.
- Elige cosas simples, proteínas con ensaladas o con papas, arroz.
- Pregunta si tu plato tiene contiene las cosas que no puedes comer.
- Ojo con los aderezos, éstos llevan generalmente ingredientes escondidos.
- No te compliques mucho.

Más problemas de salud

Llevaba alrededor de 4 años tomando el remedio para la tiroides y mucho tiempo comiendo orgánico, pero esto no era suficiente. Mi cuerpo comenzó a enfermarse nuevamente, en un año, y con una a diferencia de 4 meses, tuve 2 operaciones en las cuales perdí 4 órganos, así de fuerte.

Mi cuerpo se estaba atacando a sí mismo nuevamente y creando tumores por todos lados.

Esto simplemente me causó un shock de pánico increíble, no poder entender una vez más el por qué me estaba pasando esto. Estaba haciendo todo lo correcto, me tomaba el remedio todos los días, más del 90% de mis comidas eran orgánicas, hacía deporte y ¡¿ahora esto?!

Durante una de las conversaciones con mi hermano después de una de las operaciones, donde estábamos analizando la gran pregunta del por qué a mí, que era la única persona de mi familia directa viviendo afuera del país, la más chica y la más enferma. Él me dijo debe ser la comida y yo le dije ¡pero si como orgánico!

Esto se me quedó metido en la mente por un rato, dando vueltas y vueltas. Ahí fue donde descubrí el Instituto para la Nutrición Integrativa (Institute for Integrative Nutrition). Al día siguiente, los llamé y me inscribí rápidamente para las clases de finales del verano.

Aquí fue donde realmente todo cambió y comencé a educarme en forma seria con todo relacionado con las comidas.

Al comienzo nunca pensé en tener una empresa, siendo una Coach de comidas saludables, quería aprender para mí, y para tratar de poder entender lo que me estaba pasando, cosa que para mí era absolutamente indispensable.

Ahora, con qué cara puedo ayudar a otras personas si ni siquiera me puedo ayudar a mí misma, me preguntaba constantemente.

Una de las primeras cosas que aprendí fue la relación emocional con las comidas. Básicamente tenemos 2 tipos de comidas.

Las comidas primarias, que son las respuestas a las siguientes preguntas:

¿Eres feliz o estás satisfecho con?

- Tus relaciones
- Tu pega
- Tus ejercicios
- Tu creatividad
- Tu seguridad en ti mismo
- Tu espiritualidad
- Tu educación
- Tu vida social
- Tus finanzas
- Tu salud
- Tu comida casera
- Tu ambiente en el hogar

Si no lo sabías todo esto afecta y alimenta (en positiva o negativa) tu salud.

Y las comidas secundarias:

Que son básicamente todas las comidas.

Esta diferenciación, nos permite analizar y explicar dónde están las falencias en nuestra vida cotidiana y dónde podemos mejorar, cambiar las cosas, con el fin de llegar a tener una vida más feliz, plena y calmada.

Debo comentar que en el Instituto (INN), aprendí muchísimo más de 100 dietas, el proceso de las comidas, lo que le hacen y cómo se elaboran las comidas chatarras, la política que está detrás de las corporaciones que manejan lo que te pones en la boca, los químicos que éstas llevan, etc. La lista puede ser muy larga.

Una de las cosas más importantes que aprendí es la BIOINDIVIDUALIDAD, algo en lo que no había pensado, y que lo podemos resumir en: "Lo que yo como y digiero, puede ser veneno para ti". Este pensamiento o idea es la base de todo y por supuesto de mi programa de tiroides.

Esta regla básicamente reconoce que todos somos diferentes en términos digestivos, somos totalmente únicos y nadie tiene la misma capacidad de digestión que tú tienes.

Por ejemplo, yo desde chica nunca he procesado la leche, soy la única en mi familia que no tomo leche y ahora no como queso de leche de vaca. A mi mamá le costó mucho tiempo entender esto, y obviamente no la juzgo, porque tener a una cabra chica en los años ´70 que no tomara leche era como ver un platillo volador. Así que pasé mucho tiempo de mi infancia sentada sola en la mesa, frente a una taza de leche que me rehusaba con todo mi alma a tomar, hasta que un día mi profesora habló con mamá y le contó cómo yo pasaba las primeras 2 horas en la clase, echada y reclamando de acidez y dolor de güata.

Le agradezco un millón a esa profesora por notar mi estado de dolor.

Cuando aprendí más acerca de la bioindividualidad y de las comidas, sentí que se abrieron mil puertas al entendimiento de mi cuerpo, ¿cómo algo tan simple no lo enseñan o nombran los doctores? o ¿los colegios? ¿por qué todos tenemos que comer lo mismo?, ¿cuánta gente habrá que no sabe que se están haciendo daño y posiblemente causando enfermedades?

Te explico, cuando una persona NO digiere algún tipo de comida específica, básicamente esta comida se queda pegada en tu tracto estomacal más tiempo de lo debido, creando un tipo de inflamación llamada silenciosa[2]. Esta inflamación no se ve al ojo, pero si se siente, especialmente si uno sigue comiendo las comidas que no digiere y la inflamación sigue creciendo en tu tracto intestinal creándose, una condición que se llama estómago permeable.

Imagina tus tripas, están hechas de una capa muy delgada y con tanta inflamación esta capa se perfora y por esos agujeros muy pequeños se escapan partículas, pedacitos de comida que se meten a tu sistema circulatorio a dar vueltas y ahí son detectadas por tu fantástico sistema inmunológico, tu armada personal y esta armada ataca estas partículas y se crea la autoinmunidad. Esta es una de las principales causas de la autoinmunidad, aunque no es la única. Más adelante puedes encontrar más información de este importante tema.

Cuando estudié y pude entender esto, fue como si mehubiera ganado la Lotería. No quería más, quedé feliz y no pude leer nada más como por 3 días. Si a esto le sumas el hecho de que el 80% de tu sistema inmunológico, tu armada la que te protege de todo, está instalada y vive en la flora intestinal, la verdad, ahí casi lloré de felicidad[3].

---

[2] Información sobre la inflamación como desencadenante de enfermedades: http://articles.mercola.com/sites/articles/archive/2013/03/07/inflammation-triggers-disease-symptoms.aspx

[3] Cómo los probióticos ayudan a tu sistema inmunológico: http://articles.mercola.com/sites/articles/archive/2008/07/05/probiotics-found-to-help-your-gut-s-immune-system.aspx

Llamé a toda mi familia y amigos, parecía una loca con toda esta información, la tenía en la garganta atravesada con ganas de gritar y compartirla con todo el mundo, me parecía injusto que la gente no supiera sobre esto y ahí fue cuando nació Holistic Food Chica, mi empresa.

En estos momentos hay más de 100 enfermedades autoinmunes, aparte de las enfermedades a la tiroides, te puedo nombrar algunas como el Lupus, Eccema, Esclerosis Múltiple, Diabetes tipo 1, Síndrome del colon irritable, Autismo, Asma, Artritis Reumática, y todas son manejables con los tratamientos y comidas adecuadas.

Durante los primeros meses de estudios, escuché de una graduada especialista en tiroides que ofrecía un plan de aprendizaje, el cual tomé inmediatamente.

Casi no podía creer que aunque comía orgánicamente y todo de una forma muy limpia, estaba comiendo lo incorrecto para mi condición. Simplemente no me había dado el tiempo o no le había tomado la importancia suficiente a lo que en específico le gustaba o no a mi cuerpo. Pensaba que comía excelentemente bien, no mucha carne, harto tofu y vegetales.

Tuve, entonces que aprender paso a paso a conocer mi sistema de digestión, a remover todas las cosas que yo pensaba que eran buenas, como la sal de mesa que es muy mala para la tiroides. También aprendí que el manejo de una glándula sana no sólo involucra las comidas sino todo lo que nos rodea, el ambiente en casa y afuera de la casa, las relaciones personales, la relación con uno mismo, cómo nos hablamos a nosotros mismos, cómo hablamos de los demás, cómo nos vemos en el espejo, el tiempo que uno pasa en la naturaleza o con computadores, teléfonos, televisores, etc. En definitiva cuánto uno se quiere. Todo esto afecta la tiroides.

Llevo casi 3 años trabajando en mi tiroides, estudiando y entendiendo todo acerca de ella. De a poco, comencé con los cambios y los 2 últimos años han sido muy estrictos. Como pueden ver el viaje para algunas personas no es rápido. Poco a poco he bajado los niveles de mi remedio y no he tenido ningún otro problema de salud.

Cuando tomé la decisión de ir a Chile a ver a mi familia y enseñarles a ellos lo que había aprendido acerca de las comidas saludables, nunca pensé en lo que iba a pasar. Comencé a buscar un lugar donde toda mi familia pudiera juntarse a comer, con una cocina grande para preparar las comidas y poder cocinar juntos. Cuando vi que había una chef Chilena interesante, posteando recetas que eran súper entretenidas y buenas, tomé la decisión de mandarle a un mensaje, fue así como nació mi relación con Cata Valdés, ella era quien yo pensaba me podría arrendar esa cocina que buscaba.

Aunque, ya llevaba tiempo trabajando en Portland con algunas clientas y mi intención en Chile sólo era invitar a comer a mi familia y amigos, una vez que Cata y yo nos conectamos, ella me explicó lo que estaba pasando en Chile con las comidas y especialmente con su cuerpo, convirtiéndose así en mi primera clienta con hipertiroidismo en Chile.

Con el fin de poder educar y expandir la información a la mayor cantidad de gente posible, Cata y yo tomamos la decisión de hacer talleres de la tiroides, y así fue como mis vacaciones y visita a mi familia se convirtieron en 6 talleres maravillosamente llenos de gente, muchos enfermos de la tiroides y otras personas muy curiosas por lo que yo quería enseñar.

Así simplemente fue cómo comenzó mi trabajo en Chile, y cómo se transformó en una misión que tiene por objetivo educar e informar a la gente sobre cómo nos estamos enfermando cada día más a través de las comidas, el agua, los detergentes, el maquillaje, etc.

Los gobiernos no hacen mucho o casi nada por la prevención y por una buena regulación de los productos químicos que nos están enfermando diariamente. El sistema de salud se enfoca simplemente en el "sick care", cuidados de enfermos y no en la prevención de las enfermedades. No digo que no haya que cuidar a los enfermos, lo que digo es que si nos concentramos en la prevención habrían muchos menos enfermos.

El nivel de químicos a que somos expuestos antes de nacer, a través de nuestras madres y a lo que ellas mismas están expuestas, es impresionante. Por ejemplo, las güagüas aquí en USA nacen con alrededor de 200 químicos en sus cuerpos, basado en una prueba de sangre del cordón umbilical. Recién estaba leyendo un reporte de Alemania, basado en la cantidad de glifosato (actualmente el químico más usado como pesticida en los campos) que tiene la leche materna. Hay más de 82.000 químicos a los cuales somos expuestos durante nuestras vidas[4].

Sé que NO podemos parar este gran problema en el cual nos hemos metido, pero sí podemos y tenemos la necesidad de prevenir, elegir y poder decidir con nuestra conciencia y con nuestro dinero qué tipo de productos son los que compraremos, llevaremos a la casa y nos pondremos en la boca y en nuestro cuerpo.

---

4 http://www.scientificamerican.com/article/newborn-babies-chemicals-exposure-bpa/

http://www.greenmedinfo.com/blog/greens-warn-german-breast-milk-unsafe-after-glyphosate-findings

Las corporaciones que hacen estos productos solo tienen una meta, ésta es hacer dinero y nada más. No les importa si tú te enfermas o no. Algunas de ellas invierten en farmacéuticas y compañías de seguros médicos, es un círculo vicioso de platas y les conviene que tú te enfermes, así se aseguran que serás un cliente de por vida. Comprando las comidas llenas de químicos, luego les comprar los remedios y los seguros médicos que ellos venden, desde que naciste hasta que te mueras.

Un ejemplo de ello es el azúcar. Aquí en USA, el poder que tienen los lobbistas en el gobierno es muy grande, tal como el de las tabacaleras. El sistema que han creado para confundir al consumidor es impactante. Cada 2 años sale un producto nuevo, parecido y más venenoso al anterior. Si estudias el Aspartamo, no tendrás que indagar mucho para llegar a estudios médicos que presentan la relación de este químico, que está presente en todas las bebidas de dieta y comidas, con 90 enfermedades, desde sordera hasta depresión. Yo me pregunto, cómo cresta aprobaron este veneno para la ingestión, y si solamente sigues el camino del billete se puede ver quién, cómo y cuándo lo aprobaron.

Te pido que cuando estés en el supermercado, te pares frente a la muralla de la muerte, esta muralla es donde están todos los endulzantes químicos, y mires bien los colores de los envases y pregúntate por qué los consumes. Puede ser que seas diabético tipo 2 y simplemente no quieres vivir sin azúcar o puedes cambiar tu forma de comer, hacer ejercicios y elegir bien tus comidas, y seguir viviendo con una enfermedad que básicamente es curable, si lo haces bien.

Protocolo básico de la tiroides. Parte 1

Se dice por ahí, que las personas con problemas a la tiroides "nos evaluamos a nosotras mismas por la cantidad de cosas que hacemos para los demás."

Este viaje de entender, llegar a controlar y disminuir los síntomas y posiblemente no llegar a tomar más remedios, es largo, algunas veces no fácil y lleno de cambios.

Este protocolo es básico y no individualizado. El trabajo individualizado debe ser hecho bajo supervisión de alguna persona especializada, de un/a Coach Certificado/a. Debes tener siempre en cuenta que un coach no te puede decir que pares de tomar tus remedios, solamente tu doctor puede.

Este protocolo está basado en muchas horas de estudio, conversaciones, clases, conferencias, aprendizajes, e-mails con mi doctora, confusiones, entendimientos y momentos de completa saturación de información.

Toda esta información es la base de mi plan, el cual se funda en 2 protocolos los que mezclé y probé en mi propio cuerpo, el que además, personalmente me ha dado muy buenos resultados, y también ha ayudado a mis clientas.

Mi plan consiste en 12 sesiones en un total de 9 meses y es un programa totalmente individualizado para cada uno de mis clientes.

En mi plan tú vas a aprender todo lo relacionado con tu tiroides, por ejemplo:

- Los alimentos que puedes y no puedes comer.
- Cómo cocinar tus comidas.
- Qué tipo de agua puedes tomar.
- Reconocer los peores químicos para tu salud que puedes encontrar en las comidas, el medio ambiente y los cosméticos.

- Cómo manejar tu estrés y tener una vida más equilibrada.
- Tips de salud relacionados con la tiroides y más.
- Nuevas recetas.
- Reconocer tus sensibilidades a las comidas.
- Aprender a leer etiquetas.
- Aprender a reconocer los síntomas y señales que tu cuerpo te da.
- Cómo vivir mejor con tu condición y aprender el estilo de vida que es necesario llevar.
- Entender cómo y por qué te enfermaste.
- Vas a estar apoyada 100%, para así poder llegar a cumplir todas tus metas.
- Mejor digestión.
- Mejor piel.
- Menos hinchazón y menos peso.
- Más peso, si tienes hipertiroidismo.

La comida es clave para la salud de tu tiroides, pero NO lo es todo. Otros aspectos en tu vida, como tu estrés, el amor a ti misma, hacer ejercicios, el desarrollo de tu creatividad, la negatividad, juegan un papel de gran importancia en tu enfermedad.

Este libro no refleja todos los cambios individualizados que hay que hacer, pero sí refleja los principales fundamentos de los cambios, las cosas que tenemos que entender y el trabajo que hay que hacer para sentirse mejor y poder vivir una vida digna sin síntomas y ojalá libre de la enfermedad.

Siempre aparece nueva información, y sí, puedo decir que hay mucha información que se contradice una con otra, a tal punto que llega a confundir a la gente. Por eso, en este libro yo solamente incluyo la información más básica e importante de una manera sencilla, para que puedas llegar a entender con facilidad todos los cambios que hay que hacer. Les digo desde ahora, que este libro no incluye toda la información de que dispongo y que existe sobre el tema, porque es complejo y tomaría mucho tiempo para digerirla, y además es diferente para cada persona, por lo que ya les hablaba, de la Bioindividualidad.

Una de las principales razones que me llevaron a tomar esta loca decisión de escribir este libro, fue la increíble necesidad de poder comunicar la información básica de las enfermedades a la tiroides a todos quienes hoy no saben que es lo que les sucede y se encuentran desorientados viviendo su enfermedad.

A mí me hubiera encantado haber tenido alguien que me hubiese dado el dato acerca de algún libro con información sencilla, fácil de leer y entender, para aprender y hacer más fácil el vivir y llevar mi enfermedad durante el tiempo que estuve más enferma.

Creo que todos tenemos el derecho a cuestionar, fallar, tratar nuevamente y seguir adelante con diferentes métodos de aprendizaje acerca de nuestras enfermedades. Como se dice, mientras uno más entiende y aprende de las enfermedades, más energía y potencia tiene sobre ellas.

Como les digo a mis clientas, "llegó el momento de ver tu enfermedad cara a cara, ahora tú tienes el poder sobre ella, ya no estás 3 pasos atrás y a lo mejor llegaremos a estar 3 pasos adelante de la enfermedad, de esta forma, estás en control completo de ella".

La siguiente información te permitirá entender cómo y qué influye o afecta a tu tiroides, y para ello necesitas saber lo siguiente:

Es necesario saber que la glándula de la tiroides pertenece al sistema Endocrino y este sistema abarca las siguientes glándulas:

- Hipotálamo
- Pituitaria
- Pineal
- Tiroides
- Paratiroides

- Timo
- Adrenales
- Ovarios
- Testículos

El Páncreas es un órgano del sistema digestivo pero está muy involucrado en el sistema endocrino, porque también crea hormonas.

¿Por qué nos enfermamos?

Hay varias razones:

1. Mal funcionamiento del sistema digestivo

La presencia de parásitos, bacterias malas, virus, infecciones, baja producción biliar y de enzimas, la presencia del síndrome de estómago permeable y la intolerancia a las comidas.

2. Mal balance de nutrientes

Esto incluye la deficiencia de yodo, B12, hierro, folato, magnesio, zinc. También la deficiencia de las vitaminas liposolubles, como la vitamina D.

3. Mala comunicación entre las glándulas hipotálamo, pituitaria y adrenales

El balance o desbalance y la falla en la producción de hormonas de estas glándulas, tal como las hormonas cortisol y adrenalina, que son secretadas por las glándulas adrenales, afectan a la tiroides. Estas glándulas, además, debes saber que están relacionadas con tu estrés y crean un síndrome llamado Fatiga Adrenal.

También un golpe en la cabeza puede afectar la comunicación entre el hipotálamo y la glándula pituitaria, lo que finalmente afectará la producción de la hormona TSH.

4. Exposición a toxinas y químicos

Como los BPA, Ftalatos (Phtalates), Flúor, Mercurio, metales pesados, etc. Estos elementos se llaman disruptores endocrinos y la lista completa está más adelante.

5. La mala capacidad de desintoxicación por falta de nutrientes afecta a la función del sistema digestivo

Las infecciones crónicas, pueden afectar a tu sistema inmunológico: una simple infección dental causada por una mala corona, puede llegar a ser una de las causas de tu enfermedad.

6. Los genes hereditarios.

7. El estrés crónico.

Por una o varias de las razones que señalé, la glándula de la tiroides puede enfermar y derivar en un hipotiroidimo o en un hipertiroidismo.

¿Qué es el Hipotiroidismo?

El hipotiroidismo es el término usado para las personas que no producen suficientes hormonas para que el cuerpo funcione eficientemente y tienen la TSH elevada.

¿Qué es Tiroiditis de Hashimoto?

Esta es una enfermedad autoinmune, también conocida como Tiroiditis Autoinmune. Es la causa más común de la enfermedad a la tiroides.

Ésta crea anticuerpos que atacan el tejido de la tiroides.

Síntomas:

Los signos y síntomas de hipotiroidismo varían ampliamente, dependiendo de la severidad en la deficiencia de hormonas.

Al principio, apenas se puede notar algún síntoma, como la fatiga y lentitud, o simplemente puede atribuíselos a la edad. Pero a medida que progresa la enfermedad, se puede desarrollar signos y síntomas más evidentes.

Los más comunes son:

- Fatiga profunda
- Cansancio al levantarse
- Falta de concentración, mala memoria
- Irritabilidad
- Ansiedad
- Aumento de la sensibilidad al frío
- Estreñimiento
- Piel pálida y seca
- Cara y cuerpo hinchado
- Voz ronca
- Nivel de colesterol en la sangre elevado
- Aumento de peso inexplicable
- Dolores musculares, sensibilidad y rigidez especialmente en los hombros y caderas
- Dolor y rigidez en las articulaciones e hinchazón en las rodillas o las pequeñas articulaciones de las manos y los pies
- Debilidad muscular, especialmente en las extremidades inferiores
- Sangrado menstrual excesivo o prolongado (menorragia
- Depresión
- Bocio

Yo tenía casi todos estos síntomas, excepto el colesterol elevado.

¿Qué es el Hipertiroidismo?

El hipertiroidismo es el término usado para las personas que sobreproducen hormonas de la tiroides y tienen la TSH baja.

¿Qué es Graves?

Graves es la enfermedad autoinmune del Hipertiroidismo. Es la causa del 80% de los casos de Hipertiroidismo. Ocurre cuando el sistema crea anticuerpos y éstos atacan la hormona TSH, causando una sobreproducción de TSH.

Por lo general, el hipertiroidismo comienza lentamente de modo que sus síntomas pueden confundirse con estrés u otros problemas de salud. Y puede provocar otros varios síntomas.

Los signos y síntomas del hipertiroidismo son[5]:

- Pérdida rápida de peso
- Sobrepeso causado por inflamación
- Latidos cardíacos rápidos, palpitaciones
- Nerviosismo, ansiedad o irritabilidad
- Temblores en las manos y dedos
- Cambio en los patrones menstruales, menos flujo y frecuencia
- Aumento de la sensibilidad al calor

---

[5] http://www.thyroidchange.org/our-blog/300-hypothyroidism-symptoms-yes-really

- Aumento de la transpiración
- Cambios en los patrones intestinales, más frecuencia para defecar
- Bocio
- Fatiga
- Debilidad muscular
- Dificultad para dormir o insomnio
- Aumento del apetito
- Ojos salientes

Sé que los niveles de la THS son difíciles de entender porque los números de producción de la hormona TSH se leen al revés, te explico:

La escala de medición es de 0.3 a 3.0.

Si en los niveles de tu TSH sale 3.1 o más, significa que tienes hipotiroidismo.

Si en los niveles de tu TSH sale 0.2 o menos, significa que tienes hipertiroidismo.

Esta escala cambió en el 2003 y son muy pocos los doctores y laboratorios que se han informado[6].

Lista de exámenes que le tienes que pedir a tu doctor

1. THS
2. T3 Libre (T3L)
3. T4 Libre (T4L)
4. RT3 (no existe en Chile)

---

[6] http://thyroid.about.com/od/gettestedanddiagnosed/a/garbertsh.htm

5. Anticuerpos para Hipotiroidismo: TPO y TgAb
6. Anticuerpos para Hipertiroidismo: TSI
7. Vitamina D
8. Ferritina

Los doctores generalmente ordenan el panel básico "Gold Standard", este panel NO cuenta toda la historia de la tiroides y es muy difícil tratarla o diagnosticarla sin todos estos exámenes.

La hormona TSH no se produce en la tiroides, se produce en la glándula pituitaria.

El hipotálamo produce una hormona que se llama TRS y ésta estimula a la glándula pituitaria a producir TSH. Si tu producción de hormonas T3L y T4L son bajas, la producción de TSH se eleva.

Hay mucha gente con múltiples síntomas cuando esta hormona está en 2.5, pero los doctores te dicen que todo está normal. Esto ocurre cuando los doctores no ordenan otras pruebas como la T4, T3 Libre y los anticuerpos, que son los que en conjunto permiten detectar la enfermedad autoinmune.

Cuando yo estuve en Chile, llevé a mi mamá al doctor porque me tincaba que ella tenía hipotiroidismo. El doctor me contó que básicamente recetaba remedios si el resultado de la TSH salía en 5.0-6.0, es decir, este doctor está desactualizado, así de simple.

La hormona T4 libre: Nivel óptimo es 1.3 o más.

La hormona T3 Libre: Nivel óptimo es 3.2 o más.

Los doctores Integrativos, Funcionales y Naturopatas, siempre dicen que estas 2 hormonas tienen que estar en la escala de medición desde la mitad hacia arriba.

Anticuerpos para hipotiroidismo: TPO tiene que ser 30, si es más elevado indica la presencia de la enfermedad autoinmune Hashimoto.

Anticuerpos para hipertiroidismo: TSI tiene que ser 1.3, si es más elevado indica la presencia de la enfermedad autoinmune Graves.

Otros anticuerpos son: TgAb y TRAb.

Todos los anticuerpos juegan un rol importante y la combinación de éstos con los demás niveles son claves para la detección de las enfermedades a la tiroides, pero depende si tu doctor sabe de esto.

Cuando hablé de esto con mi doctora Susan, ella me mandó un e-mail y me dijo:

"Hi Paula - What a great idea to write a book! When a patient shows either hypothyroid or hyperthyroid, Graves or Hashimoto's can be the underlying cause. Testing of TPO (thyroid peroxidase) antibodies and thyroglobulin antibodies can help to show that the low or high thyroid is autoimmune. TPO tends to be high in both, Tg a little more tendency to be high in Grave's.

Thyroglobulin antibodies and thyroglobulin both can be high in thyroid cancer, but the thyroglobulin is used more to make sure cancer not coming back than for finding it (thyroid ultrasound and biopsy usually how cancer is found).

TSI and TRAb (or TSH receptor antibodies) are used to help diagnose Grave's in the absence of the antibodies or when a low thyroid or high thyroid case is confusing. These tests are only rarely done by conventional doctors and endo-crinologists, they don't distinguish the difference between Grave's or Hashimoto's caused high thyroid or another cause, treat all hyperthyroid the same. I usually use it when the patient seems like autoimmune thyroid but antibodies are not elevated.

High TPO and/or thyroglobulin antibodies and high TSI all confirm the diagnosis of Grave's along with hyperthyroidism exhibited in the TSH, Free T4 and Free T3 testing. Hashimoto's is confirmed with elevated antibodies, regardless of whether the thyroid function tests are abnormal or not, and rarely see high T3 in Hashimoto's. Hope that helps!

Susan

Traducción:

Hola Paula, ¡Qué gran idea escribir un libro! Cuando un paciente presenta ya sea hipotiroidismo o hipertiroidismo, Graves o Tiroiditis de Hashimoto pueden ser la causa subyacente. Exámenes de TPO (peroxidasa tiroidea) y anticuerpos de tiroglobulina pueden ayudar a demostrar que la causa del alta o baja de la tiroides es autoinmune. TPO tiende a ser alta en ambos, Tg tiende a ser un poco alta en Graves.

Los anticuerpos de tiroglobulina y la tiroglobulina también pueden ser altos en el cáncer de tiroides, pero la tiroglobulina se utiliza más para asegurarse de que el cáncer no ha regresado, más que para encontrarlo (el ultrasonido y la biopsia de la tiroides, por lo general, es la forma en que se detecta el cáncer).

TSI y TRAb (Anticuerpos o receptor de TSH) se utilizan para ayudar a diagnosticar Graves, en ausencia de los anticuerpos o cuando los niveles de la tiroides están bajos o altos o el caso es confuso. Estas pruebas se realizan sólo en raras ocasiones por los médicos convencionales y endocrinólogos, éstos no distinguen la diferencia entre Graves o Hashimoto causados por un alza en los niveles de la tiroides o por otra otra causa, el tratamiento de hipertiroidismo es el mismo. Por lo general, yo los uso cuando el paciente padece autoinmunidad tiroidea, pero los anticuerpos no son elevados.

TPO alta y/o anticuerpos de tiroglobulina alta y TSI alta, confirman el diagnóstico de Graves con hipertiroidismo exhibida en la prueba TSH, T4 libre y T3 libre. Hashimoto se confirma con anticuerpos elevados, independientemente de que las pruebas de función tiroidea sean anormales o no, y rara vez se ve en alta T3 cuando hay Hashimoto. ¡Espero que te ayude!

Susan

Vitamina D3: 50-80. Óptima es 70.

Ferritina: 80 y más.

Los síntomas de cáncer son:

El cáncer ocurre cuando hay mutaciones genéticas en el tejido de la glándula.

No todos los cánceres se presentan con los mismos síntomas, pero los estudios han demostrado que los más comunes son los siguiente:

- Cuello hinchado
- Agrandamiento de los nódulos linfáticos en el cuello en la parte de al frente
- Problemas al tragar

- Cambio de voz, más ronca
- Dolor en el cuello y a los oídos
- Nódulos o bolitas presentes al frente del cuello
- Problemas respiratorios
- Tos crónica

Hay varios tipos de cáncer a la tiroides y éstos son:

Papilar
Folicular
Medular
Anaplástico

Como dijo mi doctora, la detección del cáncer a la tiroides se hace a través de la prueba ultrasonido y la biopsia.

También es muy bueno saber los niveles del azúcar en ayunas, vitamina B12, cortisol, progesterona, testosterona, estrógeno, células blancas, hierro y del complejo metabólico.

El Estrés y la Función Adrenal

El estrés es una de las cosas más dañinas para la tiroides. La función de la tiroides está íntimamente ligada a la función suprarrenal o adrenal, la cual se ve íntimamente afectada por la forma en que controlas el estrés.

Muchos de nosotros estamos bajo estrés crónico, lo que produce un aumento de los niveles de adrenalina y cortisol, y el cortisol elevado tiene un impacto negativo sobre la función de la tiroides. Los niveles de las hormonas de la tiroides disminuyen durante el estrés, mientras que en la realidad necesitas más hormonas durante los momentos de estrés.

Cuando el estrés se vuelve crónico, el flujo de sustancias químicas asociados a éste (adrenalina y cortisol) interfiere con las hormonas de la tiroides y pueden contribuir a la obesidad, a la presión arterial alta, al colesterol alto, a niveles inestables de azúcar en la sangre, y más.

Una respuesta al estrés prolongado puede llevar al agotamiento suprarrenal/adrenal (también conocido como fatiga adrenal), que es a menudo descubierta junto con la enfermedad de la tiroides.

Las toxinas ambientales ponen tensión adicional en tu cuerpo. Contaminantes tales como la petroquímica, organoclorados, pesticidas y aditivos alimentarios químicos afectan negativamente la función de la tiroides.

Uno de las mejores desestresantes es el ejercicio SUAVE, por esa razón es que es tan benéfico para la tiroides.

El ejercicio estimula directamente a la glándula de la tiroides para que secrete más hormonas y también aumenta la sensibilidad de todos los tejidos a las hormonas de la tiroides.

Incluso caminar por 30 minutos es una gran forma de ejercicio suave, al igual que hacer yoga y la meditación, que son fantásticos para nuestra tiroides[7].

Yo les pido a mis clientas que se conecten con la naturaleza y con el ritmo circadiano.

Este ritmo circadiano es de casi 24 horas en las cuales todos los animales, humanos, plantas, hongos y bacterias pasan por un ciclo de regeneración activado por la luz y la temperatura.

Este ritmo también es importante en la determinación de las horas del sueño y de las comidas de los animales y humanos. Durante este ciclo se crean ondas específicas de actividad cerebral, se producen hormonas ligadas al sistema endocrino, se regeneran células y otras actividades biológicas.

Es por esto, que les pido a mis clientas que se aseguren de dormir lo suficiente, especialmente durante el invierno. Mi doctora me sugiere sumar 2 horas más. El sueño inadecuado contribuye al estrés y evita que el cuerpo se regenere por completo.

¿Qué son los Disruptores Endocrinos (DE)?

El sistema endocrino es un complejo sistema químico interno que regula funciones vitales de nuestro organismo, como la reproducción, el desarrollo embrionario, el sistema inmunológico y hasta aspectos del comportamiento psicosocial. Las sustancias que regulan estas funciones se llaman hormonas.

Los disruptores endocrinos (DE), son sustancias químicas capaces de alterar el sistema hormonal y ocasionar diferentes

---

7 http://www.andreabeaman.com/health/exercise-is-a-great-way-to-get-healthy-but-too-much-can-do-the-opposite/

daños sobre la salud de las mujeres y hombres expuestos a ellos y en sus hijas e hijos. Los efectos más preocupantes ocurren en hijas e hijos de madres expuestas durante el embarazo y la lactancia. También afectan a la reproducción y la salud de otras especies animales, debido a la contaminación ambiental.

Los efectos de los DE se producen incluso en exposiciones a dosis muy bajas, en general muy por debajo de los límites de exposición legalmente establecidos.

Estamos expuestos a los DE en nuestros lugares de trabajo, pero también en nuestros hogares por la contaminación de alimentos con plaguicidas, la exposición a productos plásticos y plastificantes, el uso de algunos detergentes, cremas, champús, maquillajes, etc. También nos exponemos a través de la contaminación del medio ambiente.

Lista de los 12 Disruptores Endocrinos más usados[8]

1.- Bisfenol A (BPA):

Este químico imita a la hormona del estrógeno. Se encuentra en los plásticos, en la comida enlatada y en las boletas imprimidas en papel térmico. Está relacionado con el cáncer a las mamas, y otros cánceres, también a problemas en el sistema reproductivo, la obesidad, la pubertad temprana, y con enfermedades al sistema cardíaco.

2.- Dioxina:

Este químico se encuentra en las carnes, pescados, huevos, leche, mantequilla y es por esta razón que hay que

[8] http://www.ewg.org/research/dirty-dozen-list-endocrine-disruptors

comer orgánicamente. Éste interrumpe la comunicación entre las hormonas sexuales en los hombres y mujeres. Nuevos estudios han demostrado cómo afecta el tiempo de vida de los espermios.

3.- Atrazina:

Este químico es un herbicida, generalmente se encuentra en las plantaciones de choclo y está presente en el agua cercana a las plantaciones. Los estudios han demostrado que cambia el sexo en las ranas. Además, está ligado con los tumores a los senos, retraso de la pubertad e inflamación de la próstata en los animales. Algunos estudios también lo ligan con el cáncer a la próstata en los hombres.

4.- Pfalatos:

Este químico se encuentra en los plásticos, los juguetes de niños, los plásticos de sellar las comidas y en el PVC. También está presente en los productos de uso personal como los perfumes, colonias o fragancias e interrumpe la comunicación entre las células. Es normal que por causa de éste, en tu cuerpo ocurra la muerte de 50 billones de células al día. También, causa la muerte acelerada de las células de los testículos. Los estudios demuestran que baja la cuenta de los espermios, causa obesidad, diabetes y problemas a la tiroides.

5.- Perclorato:

Este químico es un componente del combustible para cohetes y está presente en el agua, por lo tanto, el uso de filtro es necesario.

Éste compite con la absorción del yodo en la glándula de la tiroides, el cual es necesario para la óptima función de ésta y para prevenir un desbalance que puede llegar a afectar el desarrollo del cerebro y el cuerpo en las güagüas y niños. Comer comidas ricas en yodo ayuda a reducir este problema.

6.- Éteres de Difenilo Polibromato (Retardante de fuego):

Este químico se ha encontrado en la leche materna de las madres contaminadas por su exposición, así como también en las alfombras, y en los muebles hechos de género.

Este químico imita a las hormonas de la tiroides y afecta sus funciones. También afecta el nivel de inteligencia y profundamente a la salud en general.

7.- Plomo:

El plomo es tóxico especialmente porque afecta a los niños y ataca a cada órgano en el cuerpo. Se encuentra en las pinturas de las casas y en el agua contaminada, por eso el uso de un filtro es necesario para removerlo.

Este tóxico causa muchos daños al cerebro, baja de inteligencia, pérdida de audición, pérdida de embarazos, partos prematuros, presión arterial baja, daño a los riñones y al sistema nervioso. También causa disrupción hormonal.

8.- Arsénico:

Esta toxina se encuentra en la comida y en el agua, el uso de filtro de agua es necesario para removerlo. En pequeñas cantidades el arsénico causa cáncer en la piel, vejiga y pulmones. También afecta la función de hormonas que regulan el sistema glucocorticoide que procesa el azúcar y carbohidratos.

Las enfermedades que están ligadas a este químico son la pérdida o subida de peso, pérdida de proteínas, inmunosupresión, resistencia a la insulina, osteoporosis, retardo en el crecimiento y presión arterial alta.

9.- Mercurio:

Este tóxico metal se crea naturalmente y se mete en el aire y océanos primariamente a través de la quema del carbón. Está presente en las tapaduras dentales y en algunos pescados.

Este metal causa un desastre en los cerebros de los fetos y se pega o se junta con las hormonas que regulan los periodos menstruales y ovulación. También es pésimo para la tiroides y está relacionado con la diabetes a través del daño a las células pancreáticas que producen la insulina.

10.- Productos químicos Per-Fluorados:

Este químico se encuentra en TODOS los sartenes, ollas, y productos de cocina donde la comida no se pega. También se encuentra en la ropa resistente al agua, alfombras y telas de los muebles. Principalmente afecta a los espermios, produce bajo peso en los recién nacidos, y está ligado con enfermedades a los riñones, a la tiroides y con el colesterol alto.

11.- Pesticidas Organofosforados:

Este químico es una neurotoxina y es uno de los pesticidas más usados en este momento, afecta el cerebro en desarrollo, la fertilidad, produce una baja en los niveles de testosterona y afecta los niveles de la tiroides.

12.- Éteres de Glicol:

Este químico achica los testículos de las ratas de laboratorios. Se encuentra en los solventes de pinturas, productos de limpieza, líquido de frenos y cosméticos. La Unión Europea dice que este químico puede dañar al feto y a la fertilidad. También los niños que son expuestos a este químico, a través de las pinturas de las piezas, pueden sufrir más asma y alergias.

Los 12 aditivos más usados en las comidas[9]

1.- Nitratos y Nitritos:

Estos son usados para preservar el sabor y el color en los fiambres, crean nitro-aminos que son causantes de cáncer.

2.- Bromato de Potasio:

Se usa en los panes fortificados y otras comidas hechas con harina de trigo. Este aditivo es reconocido como causante de cáncer en el estado de California y por la Agencia Internacional del Cáncer.

3.- Propilo de Parabeno:

Este es un preservante que se encuentra en muchas comidas como las tortillas y los muffins. Está asociado a la baja de testosterona en las ratas de laboratorio.

También tiene otros nombres terminados en Parabeno como Metilparabeno, Propilioparabeno, Butilparabeno y Etilioparabeno, estos están en champús, bálsamos, cremas, desodorantes, maquillajes y comidas. Están muy ligados con el cáncer mamario, el 99% de los tumores mamarios contienen Parabeno[10].

¡SI LOS VES NO LOS COMPRES!

---

[9] http://www.ewg.org/research/ewg-s-dirty-dozen-guide-food-additives

[10] http://articles.mercola.com/sites/articles/archive/2012/04/02/toxic-parabens-on-breast-cancer-patients.aspx

4.- Butil de Hidroxianisol (BHA):

La Unión Europea clasifica este preservante de las papas fritas en bolsas o envasadas en tarro como disruptor endocrino.

5.- Butil de Hidroxitilueno (BHT):

Este preservante es usualmente usado con BHA y es asociado con el desarrollo de cáncer a los pulmones e hígado en las ratas de laboratorio.

6.- Propilo de Galato:

Este preservante es usado en los embutidos y en las mantecas. También es un disruptor endocrino.

7.- Teobromina:

Este es un alcaloide encontrado en el chocolate, es un aditivo usado en panes, cereales y jugos deportivos. Esteaditivo está aprobado por la Administración de Comidas y Drogas en USA, pero en un grado inferior al que se consume habitualmente, por lo general la gente consume 5 veces más de lo recomendado.

8.- Ingredientes "Sabor Secreto" y "Sabores Naturales":

Gracias a la poca importancia que los gobiernos y las agencias relacionadas con la regulación de las comidas dan a estos temas, las compañías alimenticias pueden usar y poner lo que se les dé la gana bajo el nombre de estos ingredientes.

9.- Colorantes Artificiales:

Las tintas de colores usadas en las comidas, solamente son usadas para hacer más atractivas las comidas que tienen menos nutrientes. Un estudio del Departamento Nacional de Toxicología, aquí en USA, dice que el color caramelo # 3 y # 4 contiene un químico que está relacionado con tumores.

10.- Diacetilo:

Este es usado como saborizante de mantequilla en las cabritas y está ligado con problemas respiratorios severos.

11.- Fosfatos:

Puede ser encontrado en más de 20.000 comidas, siendo así el aditivo más común de todos. Si tu sangre tiene niveles elevados de fosfatos, se elevan los riesgos de enfermedades cardiovasculares.

12.- Aditivo de Aluminio:

Es usado como estabilizador en muchas comidas procesadas y está ligado a problemas durante el embarazo y a trastornos neurodegenerativos.

Los químicos en los maquillajes

Como algunos ya están mencionados arriba, solamente voy a sumar los más comunes, los más básicos que están en casi todos los productos, y éstos son:

- Parabeno.
- Sulfato de Sodio de Laurel.
- Petrolato.
- Triclosan.
- Pfalates.

Todos estos químicos influyen en una amplia cantidad de enfermedades desde el cáncer hasta tumores y disrupción endocrina.

Es por eso que te recomiendo que no compres cremas, maquillajes, champús, bálsamos, desodorantes, etc. con estos ingredientes.

Hay unos pocos más de estos productos dañinos para nuestra salud, pero simplemente con esta lista de los más comunes, podrás comenzar a sacarlos de tu vida y de tu baño, lo que provocará una gran mejora para tu salud. Ya hay muchos productos naturales que son producidos localmente en diferentes ciudades y países, los cuales no contienen estos ingredientes nocivos.

Yo tengo muchas amigas que hacen desodorantes y pastas de dientes caseras con aceite de coco[11]. Toda esta información y las recetas las puedes encontrar en distintas páginas en internet, es sólo cosa de buscar. Desde que tenemos computadoras y acceso al internet, uno puede si quiere, encontrar todo tipo de recetas para probar, intentar y hacer productos caseros. Realmente ya no hay excusas para seguir usando y pagando por productos que nos enferman.

Importancia del Yodo y del Selenio

La función de la glándula tiroides es tomar el yodo y convertirlo en las dos hormonas que produce la tiroides, conocidas como T3 y T4.

Las células de la tiroides combinan el yodo y la tirosina, un aminoácido, para generar las dos hormonas. Éstas son indispensables para todas las células del cuerpo, estas hormonas son las que regulan tu metabolismo.

El selenio es un micromineral esencial para una buena nutrición. Es un factor muy importante en la función de la tiroides porque ayuda a balancear las hormonas producidas.

---

11 http://www.davidsuzuki.org/issues/health/science/toxics/dirty-dozen-cosmetic-chemicals/

Para que la glándula de la tiroides produzca la forma más activa de la hormona T3, el selenio es esencial. El selenio es necesario para la síntesis, activación y metabolismo apropiados de las hormonas de la tiroides.

La glándula de la tiroides en los humanos tiene el contenido de selenio más alto por gramo de tejido de todos los órganos.

La deficiencia de Yodo

El yodo es necesario para un funcionamiento adecuado de la glándula de la tiroides. Ya que tu cuerpo no puede producir su propio yodo, debe obtenerse de la alimentación. El yodo es absorbido por la glándula, en donde es incorporado en las hormonas tiroideas llamadas tiroxina (T4) y triyodotironina (T3). En las personas sanas estas hormonas son precisamente reguladas por la hormona estimulante de la tiroides (TSH) y son necesarias para todas las células metabólicamente activas en el cuerpo.

La deficiencia de yodo es conocida por ser la responsable de una variedad de trastornos incluyendo el hipotiroidismo, bocio y trastornos de desarrollo tanto físicos como mentales.

Las fuentes principales de yodo son los peces de agua salada, las algas, la sal de mar y algunos granos que brindan cantidades moderadas.

Considerando la importancia del yodo para un funcionamiento adecuado de la glándula de la tiroides y su efecto en el funcionamiento adecuado de todo el cuerpo, es importante tratar de evitar alteraciones que pongan en riesgo el equilibrio de este en nuestro cuerpo.

El dañino flúor

Cantidades sumamente bajas pueden afectar la función de la tiroides.

Tu glándula de la tiroides, es de los tejidos del cuerpo más sensibles al flúor. En tu tiroides se acumula más flúor que en cualquier otro tejido suave, lo que puede interferir directa o indirectamente con el funcionamiento adecuado a tu glándula.

El flúor imita a la hormona estimulante de la tiroides (THS), por tanto, altera la sensibilidad de las proteínas G, que sirven como bloques de construcción de las hormonas receptoras de su cuerpo, daña las células de tu glándula, daña su ADN y altera la conversión de la forma inactiva de la hormona tiroidea (T4) a la forma activa (T3).

Una mala alimentación y mala digestión, incluyendo deficiencia de yodo, calcio y proteínas pueden desempeñar un papel clave en la mala función de la tiroides, inducida por el flúor. Para las personas con una alimentación deficiente y/o una glándula comprometida, cualquiera de los efectos dañinos de la exposición al flúor en el sistema de la tiroides y, por lo tanto, en todo el cuerpo, es más probable que se presenten enfermedades a la glándula, quedando más expuestas que las personas que se alimentan adecuadamente.

Aquí en mi ciudad de Portland Oregón NO hay flúor en el agua. Hace casi 3 años trataron de vendernos la idea de que era bueno añadir este químico al agua potable para TODA la gente, pero no lo aceptamos. Una cosa es optar en forma privada por darles flúor a los niños a través de un tratamiento dental, y la otra es envenenar el agua potable de toda una ciudad, y obligar a que toda la gente consuma este químico. Obviamente la ley no pasó. Hasta hubo protestas y recolección de firmas durante la propuesta para legalizar el uso de flúor. Durante este tiempo fue donde aprendí que el flúor fue ocupado en los campos de concentración para envenenar a los prisioneros, ¡qué horror!

La importancia de sacar los químicos de tu vida

Como puedes ver es muy importante que trates de sacar lo más posible todos los químicos de tu casa. Saca todos los plásticos de la cocina, especialmente si has calentado comida en ellos. Sí los puedes usar con líquidos o comidas frías, pero no los puedes usar una vez calentados.

Las espátulas, tablas de cortar, plásticos para guardar las comidas, todo esto a la basura.

Los sartenes y ollas con anti-adherente como el teflón son una bomba para el cuerpo.

Los sartenes y ollas de cerámica, hierro enlozado, acero inoxidable y greda son los mejores que puedes ocupar para cocinar.

Limpia tu casa con limpiadores sin químicos, básicamente compra cosas que sean bionaturales, y si no hay puedes hacer tus propios limpiadores con vinagre diluido y limón, hay muchas recetas en internet.

En el baño, primero que todo compra una pasta de dientes sin flúor, jabón no antibacteriano y las cremas, champús, bálsamos, etc., sin los químicos señalados en la lista de más arriba.

¡Cuando chica mi abuela nos lavaba el pelo a mí y mi hermana con quillay!

¿Qué es la disbiosis?

El balance de nuestra flora intestinal es un arte y si ésta no está bien balanceada se convierte en la puerta de entrada para muchas enfermedades, como la disbiosis.

La disbiosis es el desbalance de la flora intestinal causada por la sobrepoblación de algunas bacterias dañinas, como la levadura y/o parásitos, y el bajo crecimiento de las bacterias benignas.

Este proceso médicamente se llama SIBO (sobrecrecimiento de bacterias en el intestino delgado). Esto significa que estas bacterias salen del colon, que es donde viven y viajan al intestino delgado.

Los síntomas que causan la disbiosis son vagos, generalmente no evidentes y rara vez diagnosticados. Lo peor es que son totalmente obviados o no existentes en el tratamiento de la medicina convencional. Obviamente esto tiene que cambiar.

En términos médicos, la flora intestinal se llama microbiota y el ADN de ésta se llama microbioma, si éstas son estables, también lo será tu salud.

Si tienes 5 o más de los siguientes síntomas, PUEDE ser que tengas disbiosis:

- Si pasas hinchado y con gas durante muchos días en la semana
- Urgencia, dolor y moco en tu excremento
- Ansiedad, depresión y falta de concentración (brain fog)
- Sensibilidad a las comidas
- Falta de micronutrientes
- Mal olor crónico en tu boca
- Excremento blando, diarrea, constipación o todos mezclados
- Si tienes síndrome del intestino irritable
- Si has tenido gastroenteritis y/o envenenamiento por comidas y/o bichos en tu estómago (gusanos, parásitos, etc.)
- Historia de uso prolongado de antibióticos
- Si usas antiácidos, tienes reflujo o has tenido hernia al hiato

- Intolerancia a los carbohidratos
- Fatiga y energía baja
- Si tienes alguna enfermedad **autoinmune** como **Hashimoto** y **Graves**, psoriasis, esclerodermia múltiple
- Si tienes congestión sinusal

Cambios en la microbiota pueden llevar a un desbalance permanente llamado disbiosis y esto puede ser causado por:

- Uso de antibióticos
- Enfermedades
- Estrés
- Envejecimiento
- Comida chatarra
- *DIETA LLENA DE AZÚCAR, COMIDA PROCESADA Y* ***COMIDAS QUE TE CAUSAN SENSIBILIDADES.***

También cuando alguien tiene disbiosis, puede llegar a tener el síndrome de estómago permeable.

La disbiosis crea una secuencia de eventos en tu cuerpo y éstos crean inflamación. La inflamación crea los síntomas vagos, no evidentes y éstos pueden llegar a producir[12]:

- Cáncer a las mamas
- Cáncer colorectal
- Síndrome del intestino irritable
- Enfermedades inflamatorias en el intestino
- **AUTOINMUNIDAD**
- Enfermedades metabólicas tales como la obesidad y diabetes
- Autismo
- Enfermedades neurológicas como Parkinson
- Alterar la desintoxicación de los disruptores del **sistema endocrino**
- Muchas más condiciones y enfermedades que ahora están siendo ligadas a esta condición

---

[12] http://www.saragottfriedmd.com/dysbiosis-symptoms-and-conditions/

Cuando tu sistema inmunológico está trabajando de una forma top, éste te puede defender creando anticuerpos para pelear contra los invasores, como los virus, bacterias y parásitos.

Este sistema es muy complejo y está lleno de células especializadas y órganos que trabajan duramente para poder diferenciar entre los invasores y los no invasores (tus células).

Recuerden que el 80% de tu sistema inmunológico está en tu flora intestinal.

Cuando tu sistema inmunológico NO es capaz de reconocer la diferencia entre los invasores y tus propias células es ahí cuando hablamos de la AUTOINMUNIDAD y tu cuerpo se ATACA a sí mismo.

La autoinmunidad crea INFLAMACIÓN y ésta produce la destrucción del tejido y la mala función de tu glándula tiroides, lo que causa las enfermedades autoinmunes de Graves y Hashimoto.

Como lo comenté anteriormente, esto ocurre así:

Las paredes de tus intestinos están formadas por una capa muy delgada de células. Estas magníficas paredes, dejan a los nutrientes y el agua pasar, manteniendo a las bacterias dañinas y las toxinas fuera.

El término de Estómago Permeable se usa cuando en esta pared se producen perforaciones y las toxinas pueden pasar sin ser detectadas, creando problemas en tu sistema inmunológico, inflamación y enfermedades autoinmunes.

Las causas más comunes que producen el síndrome de Estómago Permeable son:

- Gluten y otros antinutrientes en las comidas.
- Disbiosis o desbalance de tu flora intestinal.
- Dieta sin nutrientes, llena de químicos y toxinas.
- Estrés crónico.

Ojo, los doctores convencionales generalmente NO reconocen esta condición.

Cómo mejorar este síndrome:

- Toma Caldo diariamente.
- Come yogurt hecho en casa de leche sin químico, come kéfir.
- Come comida fermentada como el chucrut, cebollitas en escabeche.
- Consume productos de coco como el aceite, kéfir de coco.
- Toma probióticos.

Algunas enfermedades autoinmunes son[13]:

- Graves
- Hashimoto
- Enfermedad Celíaca
- Diabetes tipo 1
- Hepatitis Autoinmune
- Esclerosis Múltiple
- Psoriasis
- Artritis Reumática
- Enfermedad de Inflamación al tracto estomacal
- Lupus

---

13 www.blogger.com/blogger.g?blogID=2263314838117802089#editor/target=post;postID=4414867175738479747;onPublishedMenu=allposts;onClosedMenu=allposts;postNum=4;src=postname

La importancia de tomar caldos

Como ya sabemos, el 80% del sistema inmunológico está en nuestra flora intestinal. Yo recomiendo el caldo y lo tomo casi diariamente para reponer los minerales y tener una flora intestinal óptima, lo que me ayuda con mi enfermedad, por ejemplo, calma la inflamación silenciosa.

También tomo caldo cuando me siento con mucho frío, que es un síntoma típico del Hipotiroidismo, así éste me ayuda a reponer mi temperatura del cuerpo.

Los caldos pueden ser hechos de huesos de pollo, vacuno, pescado, cabrito, pavo, etc.

El tipo de caldo depende a las épocas del año, por ejemplo, si hace mucho calor el caldo de pescado es mejor. También depende de la facilidad para obtener los huesos.

El caldo que más tomo es el de pollito orgánico.

Estos caldos contienen muchos nutrientes como: gelatina, cartílago, colágeno y minerales. Y también aminoácidos como la glutamina y arginina.

Mucha gente gasta plata en suplementos como la glucosamina y el sulfato de condroitina para tratar la artritis y los problemas en los huesos, mientras que el caldo contiene estos mismos elementos en forma natural[14].

---

[14] http://draxe.com/the-healing-power-of-bone-broth-for-digestion-arthritis-and-cellulite

Estas son las listas de las frutas y verduras más y menos contaminadas. Éstas son para que ustedes comiencen a entender por qué y cuáles son los mejores vegetales y frutas para comer en general.

La lista de vegetales y frutas para la tiroides está más adelante.

1.- <u>La docena más sucia/infectada</u>:

Esta lista está basada en la mayor cantidad de químicos o pesticidas que le ponen a las verduras y frutas.

- Manzanas, éste es el quinto año que es #1.
- Duraznos
- Duraznos Pelados
- Frutillas
- Uvas
- Apio
- Espinaca
- Pimentones
- Pepino
- Tomates Cherry
- Arvejas Importadas
- Papas

Como información extra, les puedo contar que este año también han sido incluidos los ajíes y todas las verduras de hojas verdes.

2.- <u>La quincena más limpia de químicos</u>:

En esta lista se incluyen los 15 vegetales y frutas con menos químicos o pesticidas, pero que igualmente están contaminados.

- Palta
- Choclo Dulce
- Piña
- Repollo
- Arvejas congeladas
- Cebolla
- Espárragos
- Mango
- Papayas
- Kiwi
- Berenjena
- Pomelo
- Melón
- Coliflor
- Camote

Es muy importante que elijas bien y NO compres verduras y frutas de la lista de la **Docena Más Sucia** porque es la más contaminada. Acuérdate que una papa tiene entre 34 a 35 químicos y 12 de ellos te afectan el sistema endocrino, es decir, afectan tu tiroides.

El Round Up o Glifosato es uno de los pesticidas más comunes usados en nuestras verduras y frutas. La cantidad de información acerca de este producto es mucha y está ligado al cáncer. Te recomiendo que leas y te informes acerca de este tema.

Si no comes frutas y verduras orgánicas enfócate en comer las de la lista de la quincena más limpia[15].

¿Qué significa la palabra GOITROGÉNICO?

Se les llama Goitrogénicas a aquellas sustancias que suprimen e interfieren en la producción de hormonas en la glándula tiroides.

---

[15] http://www.ewg.org/foodnews/

Las sustancias goitrogénicas en las verduras y frutas bloquean la absorción de yodo en la tiroides. Para tener el nivel óptimo de yodo que garantice la función correcta de la glándula, es necesario no comer los productos que contienen estas sustancias o comerlos cocidos.

Hay una nueva ola de información que desmiente la necesidad de remover los vegetales y verduras goitrogénicos. Personalmente, yo prefiero practicar lo que se ha hecho hace más de 50 años hasta que salga más información al respecto.

Por eso saqué todos los goitrogénicos de mi vida, incluyendo algunas frutas, verduras, soya y aceite de canola. Decidí experimentar y ver como mi cuerpo reaccionaba. Los cambios que sentí al remover todos estos fueron: menor hinchazón en mi estómago, cara y manos, mejor digestión y el bocio se achicó.

Ahora nuevamente, estoy comiendo algunos de ellos cocidos, de esta forma puedo reincorporarlos de una forma suave y segura, así puedo ver si reacciono a ellos o no. Solamente he reaccionado a una verdura cocida, se me hincharon las manos y los ojos, y eso significa que no la voy a comer ni cruda ni cocida.

Una vez más, todos somos bioindividuales.

El gluten también lo saqué y la información está más adelante.

Soya

La soya es pésima para la tiroides, es goitrogénica y si más encima no se consume orgánica, simplemente te estás envenenando con todos los químicos que lleva, además de que la mayoría de ella está modificada genéticamente. Es increíble, casi todo envasado o empaquetado lleva lecitina de soya.

De los 2 protocolos que he estudiado, uno de ellos dice que está bien comer soya solamente si ésta es fermentada, de esta forma pierde la parte goitrogénica. El otro protocolo la prohíbe estrictamente porque bloquea la actividad de las enzimas de los anticuerpos TPO y está ligada con el desarrollo de la enfermedad autoinmune Hashimoto, así que mejor la saqué. Cuando la como por error siento picazón en el cuello, justo donde está la glándula y me duele el estómago.

Aceite de Canola

Este es goitrogénico, ultra procesado y genéticamente modificado.

Es por eso que prefiero comer aceite de oliva, coco orgánico, palta, nuez, sésamo tostado y ghee (mantequilla sin sal clarificada) es súper fácil de hacer en casa, y hay muchas recetas en línea donde puedes aprender a hacerla.

Otros aceites que no podemos consumir es el de linaza y todos los aceites que dicen hidrogenados.

Verduras Goitrogénicas[16]

Hay varias listas de verduras goitrogénicas y varían en 2 o 3 vegetales y frutas. Mis clientas y yo nos guiamos por ésta:

Repollo Chino (Bok Choy)	Pera
Brócoli	Repollitos de Bruselas
Repollo	Coliflor
Hojas de Mostaza	Berros
Yuca	Rábano Blanco

16 http://www.thyroidlifestyle.com/#!page4/cfvg

http://www.andreabeaman.com/health/these-top-5-healthy-food-habits-may-be-destroying-your-thyroid/

Rábano
Mijo/Millo
Maní
Nabos
Frutillas
Maca
Duraznos
Rabanitos
Espinaca

El mijo es un grano sin gluten, pero es goitrogénico si no se cocina correctamente. Tuéstalo antes de cocinarlo.

Sí puedes comer y disfrutar todas las otras verduras no nombradas en esta lista.

El maní y los piñones también son goitrogénicos.

Carnes, Proteínas y Grasas

Ahora me meto en territorio polémico, ¿comer carne o no? Lo único que puedo decir es que si no comes carne, no creo que te puedas aliviar de las enfermedades a la tiroides. La gente más enferma de la tiroides que veo y que llega a mí por mi trabajo, son las que no comen carne.

Sí, está el problema del maltrato de los animales y la cantidad de hormonas y antibióticos que éstos traen, eso es muy claro, está muy patente y es terrible. Es por eso que yo como y les pido a mis clientas que solo consuman carnes "limpias", sin estos químicos y de animales bien tratados. Ya hay varios negocios y personas que se dedican a esto y es más fácil comprarlas.

Ya expliqué la importancia de tomar caldo hecho de huesos.

La carne tiene muchas vitaminas tales como: B1, B2, B3, B6, B12, Folato, Biotina, Ácido Pantoténico y Vitamina D. En conjunto todas estas vitaminas ayudan a la producción de hormonas, al balance metabólico y del estrés y mucho más.

Nuevamente les digo, las carnes y huevos deben ser orgánicos, Grass–Fed (solo pasto), naturales, sin hormonas y antibióticos.

Huevos:

Huevos de Pollo
Huevos de Pato
Huevos de Codorniz

Carnes:

Vacuno
Cabra
Chancho
Cordero
Interiores/Órganos
Conejo
Ternera
Pollo
Pato
Ganso
Hígado
Órganos
Pavo
Codorniz
Caldo

Las mejores formas de cocinar y comer las carnes son al horno y estofados. De esa manera, son más fáciles de digerir y no estresamos al sistema digestivo.

Pescados y Moluscos:

Uso regular:

Bacalao Negro	Salmón (NO de criadero)
Pez Mantequilla	Sardinas
Anchovas	Ostiones
Machas	Camarones
Jaivas locales	Lenguado
Langostino	Calamares
Pescado Blanco	Caballa
Merluza	Ostras

Uso Ocasional:

Choritos	Pargo
Lubina Rayada	Carpa
Raya Langosta	Corvina

Uso Infrecuente:

Trucha de Mar	Mero
Corvina CHILENA	Tiburón
Pez de Espada	Blanquillo
Atún	

El salmón chileno no está en esta lista, porque está muy contaminado con antibióticos, aquí en USA está vetado por esa razón.

La mejor regla para comer pescados es comer local, lo que sale del agua donde estás y lo más chico posible. De esta forma, te aseguras que estos pescados no estén tan contaminados.

Por ejemplo, yo no como atún, donde vivo ya tiene elevados niveles de radiación.

Bebidas

No hay nada mejor para tomar que el agua sin flúor, es así de simple.

Lo mejor es no tomar nada que nos estimule, porque simplemente nos estresa, por tanto, se puede tomar té de hierbas y agua.

Y ocasionalmente, porque nos estimulan, es posible tomar té negro, chai, verde, café de granos orgánicos y jugos vegetales. Personalmente, yo saqué el café de mi vida.

Solo en forma infrecuente es posible tomar alcohol, cerveza (sin gluten), sake, vino, leche de avena rolada sin gluten y jugos de fruta (muy seguido es mucha azúcar).

La leche de almendras, avellana y nuez tiene que ser hecha sin cáscara, porque en su piel hay un ácido llamado fítico que nos hincha y nos causa irritación.

La leche de arroz integral tiene que ser preparada de una forma distinta. Hay que remojar el arroz por 8 horas y lavarlo, de esta forma se remueve la mayor cantidad de ácido fítico.

La leche de soya está prohibida, y la leche de coco está permitida. La leche de cabra y de vaca está bien, puedes consumirlas, siempre y cuando las digieras.

Las leches envasadas, estoy hablando especialmente de la leche de almendras, coco, avellana, soya, arroz, contienen un químico que se llama carragenina, lo usan para hacer las leches más espesas, éste está presente tanto en las leches como en las pastas de dientes, pero no es bueno para la salud y está ligado al cáncer.

Dulces

Dentro de los permitidos están los siguientes:

- Malta de Mote, no se puede consumir porque tiene gluten.
- Azúcar de Betarragas
- Azúcar de Caña Orgánica
- Miel Cruda
- Jugo de Frutas
- Sirope de maple
- Mirin (vino dulce de cocinar)
- Jarabe de Arroz
- Hoja de Stevia, solamente la hoja seca y no de otra forma, porque sino es un endulzante procesado.
- Ágave, éste pierde todas las enzimas y nutrientes durante la larga cocción y NO te lo recomiendo.
- Azúcar de Coco
- Néctar de coco orgánico crudo
- Galletas, queques, tortas, etc, solamente hechas con ingredientes naturales y azúcar tradicional orgánica de color, no blanca.

Pickles y comida fermentada

Una a dos cucharadas de comidas tradicionalmente preparadas en salmuera/escabeche (no vinagre) ayudan y asisten a la digestión de las comidas y en la recolonización de la flora intestinal. También te ayuda a ir al baño. Las comidas fermentadas son esenciales para nuestra salud. Éstas nos permiten sanar y mantener la flora intestinal balanceada a través de probióticos naturales.

Uso regular:

- Kimchi, repollo cocinado estilo Koreano
- Vegetales pickle
- Pickles

- Chucrut (repollo), 2-3 cucharadas a la semana
- Ciruela Umeboshi

El Kéfir y el yogurt de cualquier leche de animal sin hormonas y antibióticos, si la digieres, siempre que sean sin azúcar, ni colorantes ni sabores.

Los yogurts naturales de leches de coco y semillas tienen que ser sin azúcar, sabor y colorantes.

Granos

¿Qué es el gluten?

El gluten es una proteína del trigo, mote y centeno que pega la masa.

¿Por qué la gente con enfermedades a la tiroides no puede comer gluten[17]*?*

Porque simplemente tu cuerpo se confunde, te explico, hay una parte en la estructura del gluten que se llama gliadina y ésta es muy similar a la glándula. Cuando comes gluten y la gliadina es procesada por tu estómago, ésta se mete a circular en tu cuerpo, el sistema inmunológico reconoce a la gliadina como un invasor y crea anticuerpos para atacarla. Estos anticuerpos que tu cuerpo crea para atacar gliadina, también atacan el tejido de la tiroides.

Actualmente, el doctor Chris Kresser dice que el 90% de las personas con la enfermedad autoinmune Hashimoto y Graves son sensibles al gluten. Hay que aclarar bien que ser sensible al gluten no es lo mismo que ser celiáco. Se pueden hacer un par de pruebas de excremento y raspaje de la boca del estómago, para ver si eres o no sensible al gluten.

---

[17] https://chriskresser.com/the-gluten-thyroid-connection/

Personalmente yo no me hecho ninguna de las dos. Simplemente hice la prueba de la eliminación con la que me di cuenta que soy muy sensible al gluten y es por eso que no lo como. Creo que no necesito ninguna prueba para darme cuenta cómo me afecta el gluten. Más información adelante.

Granos sin gluten:

- Arroz Integral
- Amaranto
- Trigo Sarraceno
- Polenta
- Mijo
- Avena Rolada, certificada sin gluten, porque se contamina durante la producción.
- Quinoa
- Sorgo
- Arroz negro/salvaje
- Teff

El arroz integral y negro/salvaje tienen que ser remojados por lo menos 8 horas, luego se lava el grano en un colador y se cocina normalmente con un poquito menos de agua. De esta forma remueves el ácido fítico.

El mijo, tuéstalo antes de cocinar.

La avena rolada debe ser certificada sin gluten y lo mejor es remojarla de un día para otro. Así queda blanda y más fácil de digerir.

La quinoa y el amaranto deben ser lavados por unos minutos en agua helada antes de cocinarlos, así remueves el acido fítico.

Personalmente no he visto el grano de sorgo, pero sí la harina. Se caracteriza por ser densa y difícil de digerir, es por eso que hay que masticar mucho los productos hechos con éste.

Todos estos granos deben ser cocinados con un pedacito y digo pedacito de cochayuyo.

Al trigo sarraceno y teff no se les hace nada, porque son muy blandos y fáciles de cocinar.

Granos enteros con gluten:

Mote	Bulgur	
Couscous	Trigo	
Kamut	Centeno	Espelta

Protocolo básico de la tiroides. Parte 2

Una vez entendida toda la información anterior tienes que conocer lo que tu cuerpo digiere y aprender lo que a tu cuerpo le gusta o no, cosas que son claves para tu salud en general. Todos digerimos de una forma diferente, como lo dije anteriormente.

¿Qué son las alergias fijas?

Las alergias son "fijas", porque siempre las tienes y ocurren dentro de las 2 horas siguientes de haber consumido la comida, causan una reacción alérgica en tu cuerpo, como hinchazón en el cuello, boca u otro lugar.

¿Qué son las sensibilidades?

Las sensibilidades no son "fijas", pueden ocurrir a las horas de haber comido o 1, 2, 3 y hasta 5 días después de comer la comida. Lo más complicado es reconocer los síntomas de las sensibilidades porque son muchos, aquí van algunos:

- Constipación
- Diarrea
- Dolor de cabeza
- Hinchazón en la guata

- Hambre insaciable
- Picazón en el cuerpo
- Granitos detrás de los brazos
- Dolor de las articulaciones, especialmente las rodillas y las caderas, pero pueden ser otras articulaciones también.
- Depresión
- Manchas en la piel, tipo alergias
- Falta de concentración

Con todas estas sensibilidades bien claras, ahora tú puedes hacer la prueba de la eliminación.

Prueba de la eliminación

Hay muchas formas de hacerla, muchos doctores sacan todo de una vez y reintroducen en grupos de comidas, a mí me parece un poco extremo y prefiero ir más despacio porque me gusta realmente que mis clientes se conecten con las sensaciones que les causa cada comida en el aspecto físico y psicológico.

Por ejemplo, cuando yo como gluten quedo mal, especialmente del segundo al quinto día después de comerlo.

Mis reacciones son:

- Mi estómago se hincha como un globo, me duele y se llena de gases.
- Me pican los ojos, especialmente el área lagrimal.
- Me pican los brazos.
- Me siento deprimida.
- Me siento con mal humor.
- Me cuesta concentrarme.
- Me cuesta ir al baño.

La prueba:

3 por 3 por 3= reconocer lo que sientes

Saca el gluten, lacto, huevos y azúcar de a uno, por 3 semanas, si cometes un error y lo comes, comienza a contar las 3 semanas nuevamente.

Una vez cumplidas las 3 semanas sin ello, poder introducir cada comida 3 veces al día por 3 días, cómelo al desayuno, almuerzo y comida. Ve cómo tu cuerpo se siente física y psicológicamente. Date una semana para sentir y observar. Si tienes síntomas, es decir, eres sensible, te recomiendo que no comas más porque simplemente no lo estás digiriendo y solamente estás causando una inflamación silenciosa en tu cuerpo que puede llegar a crear enfermedades.

Entonces, una vez que:

- Reconozcas lo que digieres o no.
- Has removido todo lo que es plástico de tu cocina.
- Cocinas en ollas sin teflón.
- El agua de la ducha, cocina y la que tomas, no tiene flúor.
- Mayormente tus comidas son sin químicos y orgánicas.
- Comes los vegetales correctos y preparas los granos, nueces, almendras, avellanas de la forma dicha anteriormente.
- Tus niveles de estrés son manejables y vives segura y más bien con una actitud relajada.
- Masticas tus comidas (La digestión comienza en la boca).
- No tienes infecciones en los dientes y muelas. Has comenzado en remover las tapaduras de mercurio.
- Todos tus maquillajes, champú, bálsamo y cremas son sin químicos.
- Haces ejercicios moderado.
- Te conectas con la tierra.
- Duermes lo adecuado y un poco más.
- Comes de acuerdo a las estaciones (ej.: Frutillas en el invierno no).
- Comes localmente.
- Consumes sal de mar.

TU TIROIDES PUEDE COMENZAR SU VIAJE A SENTIRSE MEJOR Y APOYAR A TU REMEDIO PARA QUE ÉSTE TRABAJE MEJOR.

Mi trabajo en Chile con la Chef Cata Valdés

La maravillosa chef de comidas saludables Cata Valdés y yo decidimos ser socias y hacer clases en su fabuloso espacio Casa Cielo.

Las clases fueron un éxito total, tuve el gran agrado de poder enseñar a más de 150 personas en mi ciudad natal de Santiago, Chile.

Eso fue fantástico y me di cuenta que la gente está lista para aprender y hacer cambios positivos en sus vidas.

Aquí vienen algunas recetas de la Cata:

Catalina Valdés
Escuela de Cocina & Conciencia
catacocina@hotmail.com

HAMBURGUESAS DE ZAPALLO CAMOTE Y QUINOA

Rinde 10 unidades (5 porciones)

300 gr. de zapallo camote pelado, en trozos y asar en horno a fuego medio
2 tazas de quinoa cocida
2 cebollines picados
2 dientes de ajo picados
1/2 cdta. de sal
1/4 cdta. de pimienta
1 cdta. de comino
1/4 taza de aceite de oliva

Precaliente el horno a 180°C. Preparar una bandeja para hornear con forro de papel de pergamino.

Coloque los zapallos o camotes asados en un recipiente grande y usar un tenedor, hacer puré contra los lados del bol hasta que aparezcan sólo pequeños trozos de zapallo. Agregue la quinoa, los cebollines, el ajo, la sal, la pimienta roja y el comino, revolviendo para mezclar bien los ingredientes.

Con las manos húmedas, comenzar a dar forma a la mezcla de la quinoa, formando bolitas del tamaño de la palma, poner en la bandeja para hornear. Repita hasta que la mezcla se acabe.

Vierta el aceite de oliva en un tazón pequeño y utilice un pincel para cubrir ligeramente la parte superior de cada hamburguesa con aceite. Hornear durante 10-15 minutos, hasta que estén doradas.

QUICHE SIN GLUTEN

100 gr. de harina de arroz
40 gr. de harina de almendras
100 gr. de harina de maíz
1 cucharadita de gelatina disuelta en 6 cucharaditas de agua
100 gr de ghee o de mantequilla
1 huevo grande

Relleno:
3 cucharadas de aceite de oliva
1 cebolla grande en pluma
400 gr. de champiñones
4 fondos de alcachofa picados en trozos
4 huevos
½ taza de leche vegetal
Sal, pimienta y nuez moscada en polvo
1 taza de queso de cajú

Precalentar el horno a 180º C. Engrasar y enharinar un molde redondo. Mezclar las harinas con el ghee hasta lograr consistencia de migas. Incorporar el huevo y la gelatina. Refrigerar 10 minutos. Saltear la cebolla en el aceite de oliva, los champiñones y luego agregar los trozos de alcachofas, cocinar unos minutos, agregar la sal, pimienta, nuez moscada y retirar del fuego. En un bol mezclar con la leche de cereal y los huevos.

Poner la masa en el molde y hornear 10 minutos, retirar del horno y verter el relleno. Llevar al horno 20 minutos cubrir con la pasta de castañas de cajú, volver a cocinar al horno 10 minutos más.

QUESO DE CASTAÑA DE CAJÚ

Hace alrededor de 1 1/2 tazas

1 taza de anacardos o castañas de cajú crudos (previamente remojados durante 8 horas)
¼ taza de agua
2 cucharadas soperas de jugo de limón
1 diente de ajo
1 cucharada sopera de vinagre de manzana
½ cucharadita de cúrcuma
Sal rosa del Himalaya (al gusto)
Pimienta (al gusto)

Introduce todos los ingredientes en tu procesador de alimentos o batidora, y bate hasta conseguir una pasta cremosa y sin grumos.

Debe tener una consistencia de queso batido, el cual se endurecerá un poco una vez que se haya reposado.

Conservar en el refrigerador, como un máximo, de 5-7 días.

LENTEJAS Y LECHE DE COCO
(6 personas)

2 cucharadas de aceite
1cucharadita de pasta de curry rojo o merkén a gusto
4 tazas de caldo de verduras
1 tarro de leche de coco
2 tazas de lentejas remojadas en agua fría de la noche anterior y estiladas
100 gr. de champiñones limpios y en láminas
Sal y pimienta

En una olla colocar el aceite y la pasta de curry; cocinar a fuego medio 2 minutos. Luego, verter el caldo, leche de coco y lentejas; cocinar, revolviendo ocasionalmente, 30-40 minutos más o hasta que las lentejas estén blandas. Agregar los champiñones. Sazonar con sal y pimienta; retirar del fuego y servir de inmediato.

PAN SIN GLUTEN

100 gr. de harina de arroz
100 gr. de harina de maíz
50 gr. de harina de almendras
100 gr. de chuño
2 cucharadas de polvos de hornear

¼ cucharadita sal
4 huevos
1 taza de leche vegetal
2 cucharadas de aceite de oliva

Precaliente el horno a 180 °C.

En un bol combine las harinas, el chuño, los polvos de hornear y la sal.

En otro bol, bata los huevos hasta que estén espumosos, agregue la leche y el aceite de oliva, mezclando bien. Mezcle con las harinas.

Vierta la mezcla en el molde de pan y hornear 40-45 minutos.

CAKE DE CHOCOLATE PARA DOS

3/4 cucharadita de aceite de coco
1 huevo grande
2 cucharadas de miel pura
2 cucharadas, leche de almendras sin azúcar simple (o cualquier leche no láctea sin azúcar)
3/4 cucharadita de extracto de vainilla
2 cucharadas de harina de almendra
2 cucharadas de cacao amargo
1 1/2 cucharadas de harina de coco
1 pizca de sal
1 pizca de bicarbonato de sodio

Aceitar con el aceite de coco los dos moldes para flan.

Batir el huevo en un bol pequeño, después añada la miel, la leche de almendras y la vainilla.

Incorpore la harina de almendra, cacao en polvo, harina de coco, sal y bicarbonato de sodio hasta que quede suave.
Vierta el aceite de coco extra del molde en la masa y mezclar bien.

Vierta la mezcla en el molde preparado y llevar al horno por 10-15 minutos aprox. Hasta que la superficie esté seca.

Enfriar un poco y luego servir inmediatamente (se come mejor cuando todavía está caliente).

GALLETAS DE HARINA DE COCO Y CHIPS DE CHOCOLATE
Porciones: 12

⅓ taza de harina de coco
¼ taza de aceite de coco, derretida
¼ taza de miel orgánica líquida
1 cucharadita de extracto de vainilla
¼ de cucharadita de sal
2 huevos enteros
⅓ taza de chips de chocolate oscuro

Precaliente el horno a 180°C y forrar una bandeja de horno con un silpat o papel mantequilla.

En un bol mediano, mezcle la harina de coco, aceite de coco, miel, la vainilla, la sal y los huevos hasta que se crea una pasta uniforme. La pasta se espesa cuando la harina de coco empeza a absorber la humedad. Añadir los chips de chocolate y revuelva para distribuir de manera uniforme.

Utilizando una cucharada colmada, dejar caer la masa de galletas en la bandeja para hornear forrada, y use las manos para aplanar las cookies.

Hornee durante 12 a 14 minutos, hasta que los bordes estén dorados. Dejar enfriar.

Catalina Valdés
Escuela de Cocina & Conciencia
catacocina@hotmail.com

Testimonio de mis clientas en Chile

Testimonio #1
Cata Valdés

Mi Hipertiroidismo comenzó a fines del 2011, en mi lucha por sanar en forma natural probé muchas cosas, a mediados del 2014 comencé mi tratamiento (trabajo) con Holistic Food Chica, desde entonces recuperé mi energía, mi incipiente bocio desapareció, me desinflamé por completo, regulé mis horas de sueño, sané mi digestión, me ha vuelto a crecer el pelo, puedo hacer regularmente Pilates y luego otra actividad cosa que antes hubiese sido impensado, ¡mi vida no ha hecho otra cosa que prosperar! Los resultados están a la vista, la última foto me la saqué hoy (27/06/15), gracias Paula Walsh-Robles.

(Las fotos del proceso de Cata las puedes ver en mi página Holistic Food Chica en Facebook)

Testimonio # 2
Daniella Ancarola

Doy testimonio del gran aporte que ha sido para mí el tratamiento (trabajo) con Paula, es especial, el reconocerme conmigo misma, aprender a leerme, mi cuerpo, mis sensaciones, señales, tomar consciencia de lo que me "estimula" en relación tanto a alimentos como eventos cotidianos, asimismo, empezar a realizar pequeños cambios, instaurar nuevas estrategias, hábitos, lo que no ha sido fácil y trato día a día.

En lo personal, consulté con Paula por un nódulo tiroideo coloide que si sigue creciendo tendrán que extirpármelo, sumando a síntomas de hipertiroidismo de los cuales hoy ya tengo bastante más consciencia y recursos para sostenerlos y controlarlos, hace un año también empezaron las molestias estomacales, hinchazón principalmente y cambios en mis deposiciones, ¡¡¡tema que actualmente está regulado!!!

Nada más que agradecer infinitamente a Paula por su sabiduría y por acompañarme en este camino de sanación que aún no termina.

Testimonio #3
Francisca Meza Bernstein

Quiero agradecer profundamente la oportunidad de trabajar con Paula estos últimos meses. Llegué a ella buscando soluciones a un hipotiroidismo autoinmune Hashimoto que me tenía con la energía por el suelo, cambios de humor muy marcados y problemas digestivos muy incómodos, entre otros síntomas. Mis niveles de TSH estaban en 27,8 y gracias al trabajo con Paula, bajaron a 4,5 en 3 meses, pero no solo en los números se ha visto reflejado el cambio, sino que me siento mucho más vital, con mi ánimo más estabilizado, y de problemas digestivos no he sabido en 4 meses, todo lo cual me tiene muy contenta.

Siento que Paula me ha guiado con mucho profesionalismo en la elección de una dieta adecuada a mi cuerpo y mis necesidades; y que me ha acompañado en un proceso de profunda reflexión acerca de mi necesidad de descanso, de respeto por mis ritmos y conciencia sobre mi alimentación y nutrición tanto física como emocional.

¡Gracias infinitas Paula!

Testimonio #4
Soledad Menares Armijo

Desde hace un tiempo estaba queriendo encontrar alguna solución a la "condena" de tener que tomar Eutirox de por vida, y un día mientras leía una entrevista que le hicieron a Paula Walsh en la Revista Paula el año pasado, dije: "esto es lo que quería encontrar".

Me comuniqué con Paula y comencé mi tratamiento (trabajo) a mediados de Marzo de este año, con el desafío y la esperanza de lograr mi meta: sanar mi tiroides para no depender del medicamento.

Fue así como comencé a seguir cada una de las instrucciones y recomendaciones que Paula me iba dando en las sesiones.

Algunas no fueron difíciles de implementar, pero otras sí, sobretodo el cambio de alimentación, lo que ahora no es tema porque he descubierto un nuevo mundo de alimentos y recetas saludables e igualmente exquisitos que los que consumía antes.

Luego de casi 4 meses, estoy con más ánimo, con la mente más clara, queriéndome y cuidándome mucho, estando más consciente de lo que es sano para mí, he bajado 8 kilos (producto de la desinflamación consecuencia de eliminar gluten y lácteos de mi dieta), y lo mejor es que los exámenes de sangre, han salido bastante buenos y permitieron que el doctor bajara la dosis del medicamento, lo que ha sido un gran logro, desde mucho esperado por mí.

El hecho de ir cumpliendo todas las metas que me propuse al principio del tratamiento (trabajo), me alientan aún más a seguir por este camino y me reafirman que tomé la mejor decisión de mi vida para sanarme.

Infinitas gracias Paula Walsh por tus conocimientos, tu sensibilidad y tu gran apoyo en este gran desafío.

Testimonio #5
Om-Aasal Teixeira

En el segundo semestre del año pasado, comencé a sentirme sin energía y muy sobrecargada laboral y emocionalmente. Se me cayeron las cejas, tenía alergias, me sentía más deprimida que alegre y sólo quería dormir. Fui a un par de médicos quienes me mandaron a hacer exámenes y nadie logró dar con un diagnóstico.

Cuando vi la entrevista de Paula en revista Paula (jeje), me di cuenta que me podía ayudar. ¡Así mismo fue! Asistí a su taller, tomé un curso de cocina enfocado en enfermedades a la tiroides, comencé terapia con la Paula y comencé a aprender sobre mis síntomas. Además, sólo ella logró darme un diagnóstico certero sobre la caída de las cejas. Hoy, si bien no tengo problemas a la tiroides, me siento con más energía, estoy más ordenada para alimentarme, mi estómago se siente mejor y el ciclo de caída de mis cejas es cada vez más extendido. Estoy feliz con los cambios y logros hasta ahora porque además, existe flexibilidad que se adapta a la vida de cada persona.

Quiero agregar además que la Paula no se estructura en su consulta y te ayuda en muchos más temas que la educación sobre su alimentación sino que en todos los aspectos de tu vida, además de tener una gran flexibilidad a tu situación.

Gracias Paula.

Testimonio # 6
Franca Garimani

Working with Paula has been an amazing experience for me. We started working together in October 2014. I have hypothyroidism and hashimoto and I was feeling terrible. I was very tired all the time, my hair was falling A LOT, I was cold all the time, felt very weak and had many other symptoms. Paula started helping me with my food and habits and only within a few months I felt so much better.

She didn't only help me with my food but we worked with all areas in my life, my relationship, social life, personal life, hobbies, my job and taking care and time for me.

I can say that today I'm feeling amazing, not only did my energy levels improve but also my hair stopped falling, and all of my symptoms disappeared and I feel very good about myself. I'm very thankful to Paula and all the work we have done together. I had gone to so many doctors for over 3 years and they only kept giving me meds that didn't make me feel good.

Paula is a wonderful and very sweet person, she really cares about her clients and is always trying to help in any way that she can, I really enjoy treating myself with her. I highly recommend her to anyone who is struggling with any thyroid problems!

Traducción:

Para mí, trabajar con Paula ha sido una fantástica experiencia. Comenzamos a trabajar en Octubre del 2014.

Tengo Hipotiroidismo Hashimoto y me sentía terriblemente mal. Me sentía cansada todo el tiempo y el pelo se me caía mucho, sentía frío todo el tiempo, me sentía muy débil y también tenía otros síntomas.

Paula comenzó a ayudarme con mis comidas y hábitos de mi vida y solamente en unos meses me sentí mucho mejor. Ella no solamente trabajó en el área de las comidas, sino en todas las áreas de mi vida, mis relaciones, vida social, vida personal, hobbies, mi trabajo y en cómo tomar el tiempo para cuidarme.

Hoy puedo decir que me siento muy bien, no solamente porque mis niveles de energías se han mejorado también porque mi pelo ya no se cae y todos mis síntomas han desaparecido y me siento muy bien conmigo misma.

Estoy muy agradecida de Paula y todo el trabajo que hemos hecho juntas. Los últimos 3 años he tenido muchas consultas médicas y lo único que me recetaban los doctores eran remedios que no me hacían sentir bien.

Paula es una persona fantástica y muy dulce, ella realmente cuida a sus clientes y trata de ayudarte de una forma u otra. Realmente he disfrutado trabajar con ella. Recomiendo plenamente trabajar con ella a cualquier persona con problemas a la tiroides.

Despedida

Ahora que me siento a escribir el final del libro y pienso que ojalá les ayude como a mí me hubiera gustado cuando estaba enferma con Hashimoto. Hace casi 2 semanas mi doctora me mandó un e-mail con los resultados de mis exámenes de sangre, finalmente ya no tengo Hashimoto. Al recibir la noticia me sentí aliviada, en shock, feliz por todos los esfuerzos, y sacrificios que he hecho durante todo este tiempo y cada paso valió la pena y obviamente a mis clientas también les ha cambiado la vida.

No voy a decir no es difícil, especialmente en un país al que están recién llegando los productos, ideas y explicaciones, pero en Chile puedes encontrar casi todo, solo tienes que dar pasos extras para encontrar las comidas. Tienes que cocinar y tratar de comer local, lo que crece en tu región, patio, huerta, balcón. NO hay nada mejor que comer tus propios tomates.

Como una de las personas que más admiro, en términos de comida, Michael Pollan dijo: "No comas nada con más de 5 ingredientes o con ingredientes que no son pronunciables", y yo agrego... reconocibles.

Lo dije anteriormente y lo repito nuevamente; ésta no es toda la información, pero es suficiente como para que comiences a hacer los cambios para sentirte mejor, elige un cambio a la vez, lo que tú puedes en ese momento, luego sigue con el otro.

Buena suerte.

Made in the USA
Monee, IL
25 February 2025

12895339R00066